BABY MASSAGE

nach ayurvedischer Tradition

Die mit einem „*“ gekennzeichneten Begriffe finden sich im Glossar.

ISBN-13: 978-3-517-08249-3

Originaltitel: Le massage des bébés selon la tradition ayurvédique

Umschlaggestaltung: R.M.E. Eschlbeck / Kreuzer / Botzenhardt
Umschlagfoto: Christian Weiß, München
Fotos: Jean-François Chavanne
Übersetzung: Andrea Wothe
Redaktion: Thema media GmbH, München, Michaela V. Dietrich
Herstellung: Thema media GmbH, München

Druck: Graficas Estella

Printed in Spain

817 2635 4453 6271

südwest

Kiran Vyas, Danielle Belforti,
Sandrine Testas - Lemasson
Fotos: Jean - François Chavanne

BABY MASSAGE

nach ayurvedischer Tradition

Fotos von Jean-François Chavanne

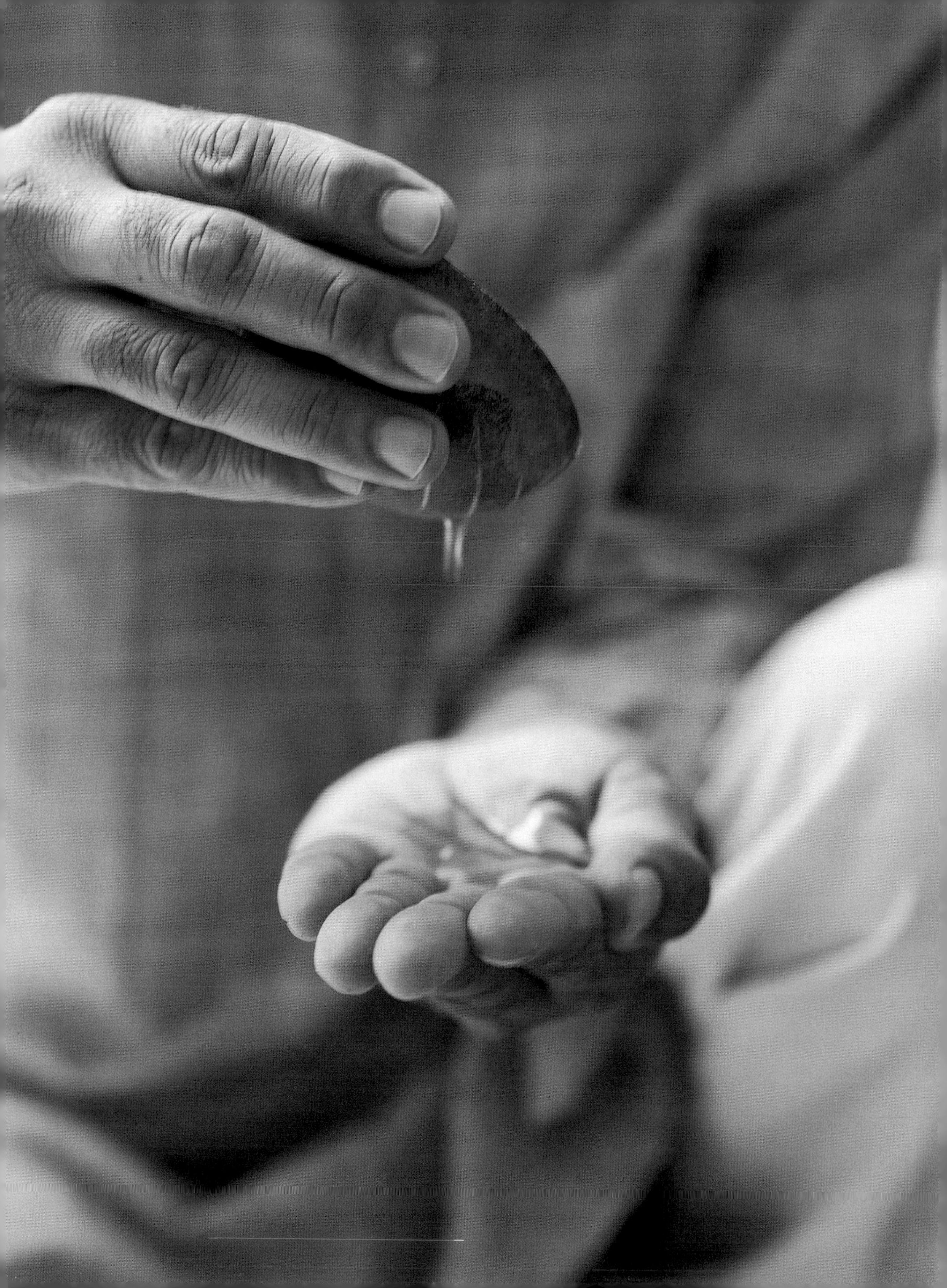

Vorwort

In der Welt von heute spielen Entfernungen dank moderner Kommunikations- und Transportmittel keine große Rolle mehr. Die Kulturen vermischen sich, und jede von ihnen verfügt über althergebrachtes, wertvolles Wissen, an dem wir mittlerweile alle teilhaben dürfen. So kennt die indische Kultur etwa die Kunst der Babymassage, von der alle Mütter und Väter nur profitieren können; denn die Babymassage ist mehr als nur eine traditionelle Handlung. Sie ist ein Teil der „Schöpfungsphase“, der Phase des Heranwachsens eines Kindes, das vor negativen Einflüssen bewahrt werden und auf physischer ebenso wie auf emotionaler Ebene ein Gefühl von Wohlbefinden erfahren soll.

Dieses Buch zielt darauf ab, Ihnen das entsprechende, von Generation zu Generation überlieferte, kostbare Wissen nahe zu bringen, und stellt Ihnen die Babymassage in ihrer praktischen Anwendung vor. Darüber hinaus möchten wir Ihnen zumindest einen kurzen Einblick in die der ayurvedischen Massage zugrunde liegende Lehre vermitteln – wissend, dass sich die Beherrschung und Vervollkommnung jeder Technik aus der Praxis heraus entwickeln muss, aus dem ganz persönlichen Erleben.

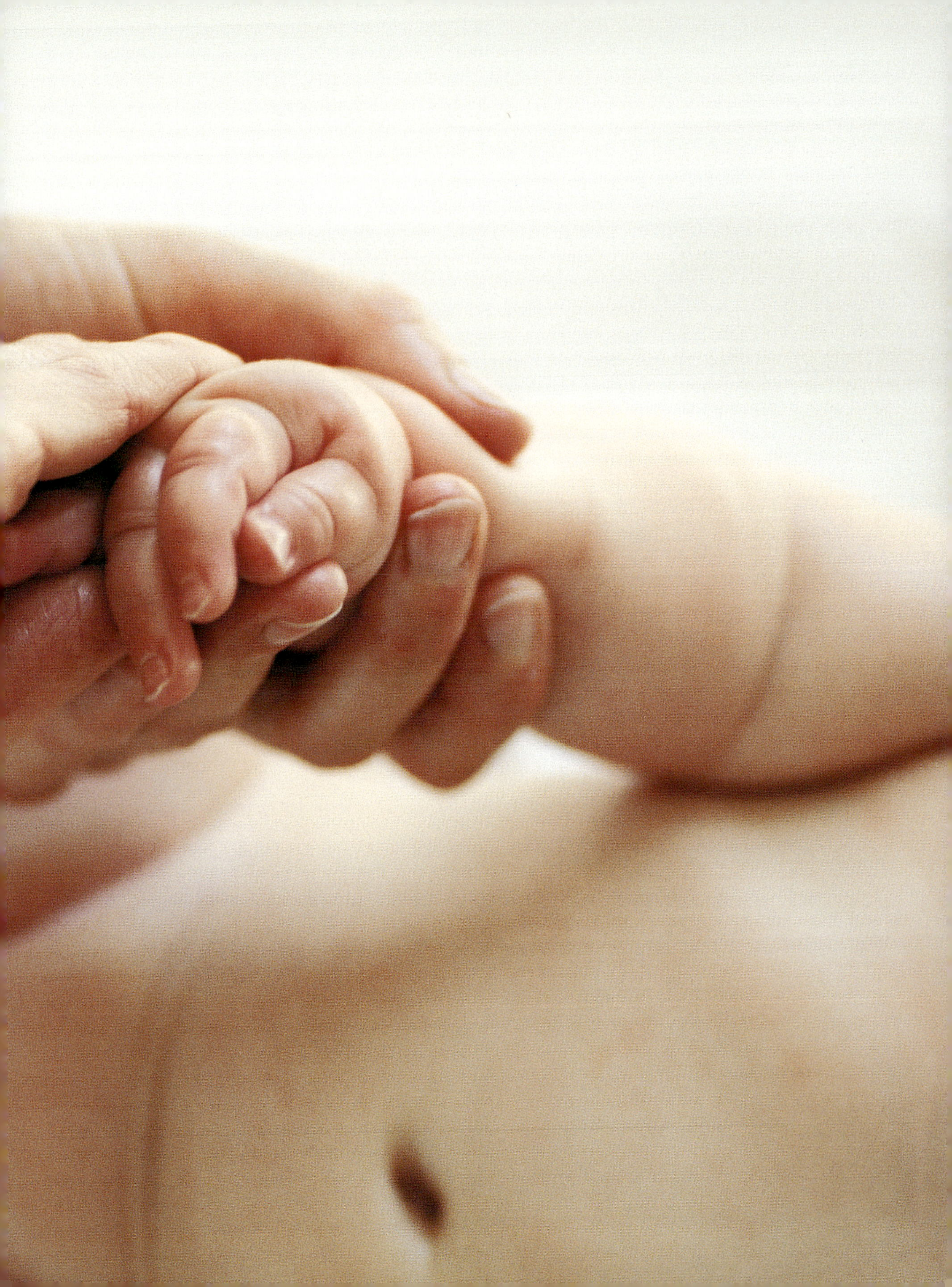

Inhalt

Massage und Ayurveda

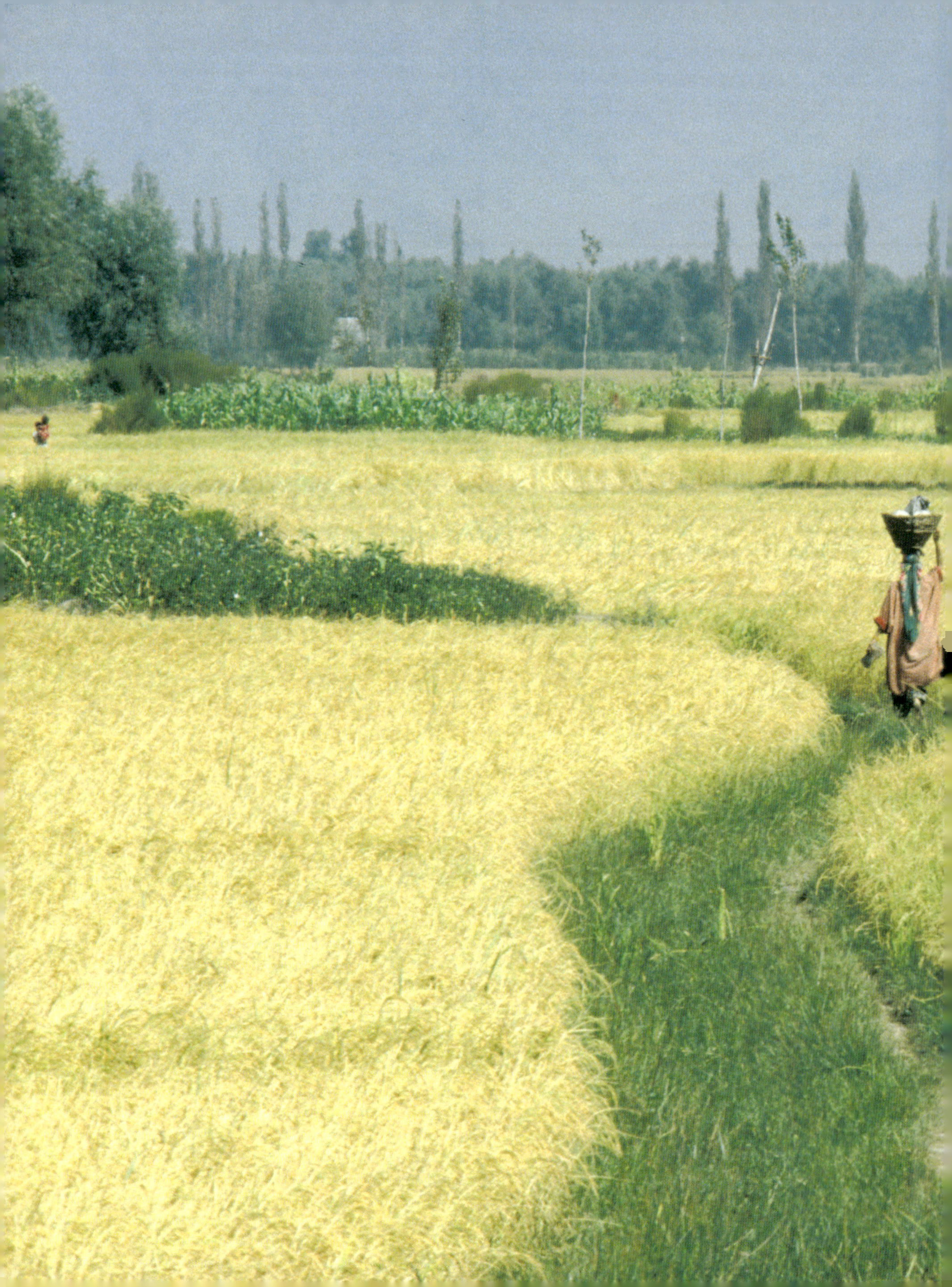

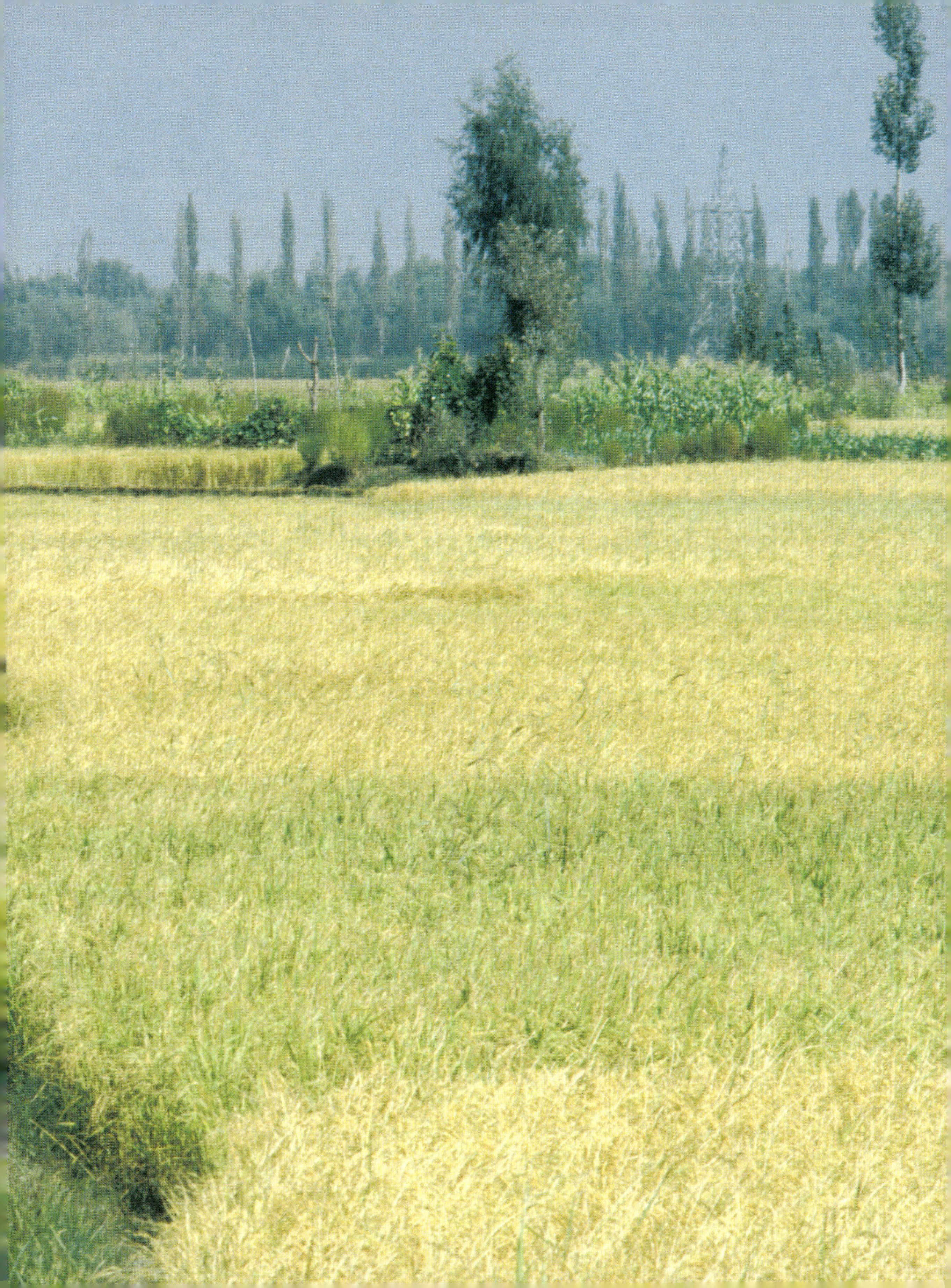

In allen Ländern, zu allen Zeiten

Die Massage ist eine weit verbreitete Behandlungsmethode, deren Wurzeln in zahlreichen alten Kulturen zu finden sind; so etwa in China, Ägypten, Mesopotamien und Indien. Sie ist in Südamerika, Afrika oder im Maghreb ebenso bekannt wie im hohen Norden. Obgleich die Kunst der Massage in unseren modernen Zeiten auch ein wenig in den Hintergrund gedrängt wurde, wird sie nach wie vor in vielen Teilen der Erde mit Begeisterung praktiziert.

Die Babymassage ist eine gesundheitsfördernde und heilende Maßnahme, deren „Einsatz" sich bei vielen Lebewesen beobachten lässt: Vorstufen findet man bei den meisten Säugetieren, die ihre Neugeborenen lecken und durch Berührung stimulieren und erziehen. Neben dieser Art von Berührung mit eher erzieherischem Charakter gibt es eine, deren Wirkung der einer Massage entspricht und sich insbesondere bei den Primaten findet.

In umfassender Weise zielt die ayurvedische Massage auf die Körperpflege und die Gesundheit des Babys ab: mit Duschen, Bädern, Umschlägen und Körperübungen ebenso wie mithilfe der vielfältigen Möglichkeiten der Massage. Früher wie heute stellt die Massage in vielen Ländern eine wichtige Methode dar, um die Gesundheit eines Babys zu stärken, seinen Körper und seine Organsysteme zu kräftigen sowie seine geistige Entwicklung zu fördern – insbesondere, wenn ein Arzt nur nach mehreren Tagesmärschen erreichbar ist.

Die indische Tradition

In Indien hat die Massage eine jahrtausendealte Tradition, und im Unterschied zu anderen Kulturkreisen gab es in Indien keinen Bruch mit der althergebrachten Praxis. Auf diese Weise ist die Massage noch immer ein wesentlicher Bestandteil des Familienlebens. Da sie im Bemühen um das Wohlbefinden der gesamten Familie als ein elementarer Aspekt gilt, schenkt man dort ihrer Ausübung besondere Aufmerksamkeit.

Mit der Babymassage wird ab dem 28. Tag nach der Geburt begonnen, und man führt sie bis zu einem Alter von etwa zwei Jahren durch. Üblicherweise ist es die Großmutter, die ihr Wissen an ihre Nachkommen weitergibt und den Eltern die Massagegriffe vorführt.

Auch wenn in der Praxis meist die Mutter an erster Stelle steht, wenn es um die Pflege der Babys geht, ist die Anwesenheit des Vaters für eine gesunde Entwicklung der Kinder bekanntermaßen unerlässlich.

Ayurveda – Lehre und Lebensphilosophie

Der Ayurveda, Wissenschaft und Philosophie zugleich, betrachtet den Menschen in seiner Ganzheit: Dieser ist natürlich ein physisches Wesen, aber vor allem ist er ein fühlendes Wesen, emotional und kreativ, ein intelligentes und denkendes Wesen, ein psychisches und spirituelles Wesen, das sich entwickelt und im Lauf der Zeit verändert, das nach Fortschritt und Weiterentwicklung strebt – sowohl mit Blick auf seine eigene Existenz als auch mit Blick auf die Geschichte.

Im Sanskrit bedeutet das Wort *ayur** „Leben" oder „Lebenskraft", und der Ausdruck *veda** steht für „Wissen". Der Ayurveda ist also die Wissenschaft vom Leben oder die Kunst des Lebens. Es handelt sich dabei nicht einfach um indische Medizin, sondern es geht dabei auch um die Kunst des Wohlbefindens, für den Einzelnen wie für die Gesamtheit der Menschen. Der Ayurveda lehrt, was gut für das Leben ist und was ihm schadet, lehrt die Art und Weise, gesund zu leben, und klärt über Verhaltensmuster auf, die Schmerzen und Krankheiten zur Folge haben.

Um diesen Traum von einem Individuum voller Lebenskraft und Glück, eingebettet in eine Gesellschaft, die in Freude und Harmonie verbunden ist, zu verwirklichen, sollte man sich der ayurvedischen Lehre zufolge nicht erst um seine Gesundheit kümmern, wenn man bereits krank ist, sondern schon lange davor – prophylaktisch, damit Krankheit gar nicht erst entsteht.

Aus diesem Grund setzt die ayurvedische Lehre schon bei der Geburt an, ja sogar weit davor: nämlich bei der Entstehung des Kinderwunsches bzw. dessen „Erfüllung" mit der Empfängnis.

Die ayurvedische Lehre unterscheidet acht medizinische Fachrichtungen: die innere Medizin (*kaya tchikitsa*), die Kinderheilkunde (*kaumara bhritya**, ein Zweig, der sich mit dem Kind von seiner Empfängnis bis zum Jugendalter befasst), die Chirurgie (*shalya tantra*), die Augen-, Hals-, Nasen- und Ohrenheilkunde (*shalakya tantra*), die Psychiatrie (*bhuta vidya*), die Toxikologie (*agada tantra*), die Geriatrie und Verjüngungslehre (*rasayana*) und schließlich die Sexualheilkunde (*vajikarana*).

Massage und Yoga gehören zu den Säulen der ayurvedischen Lehre.

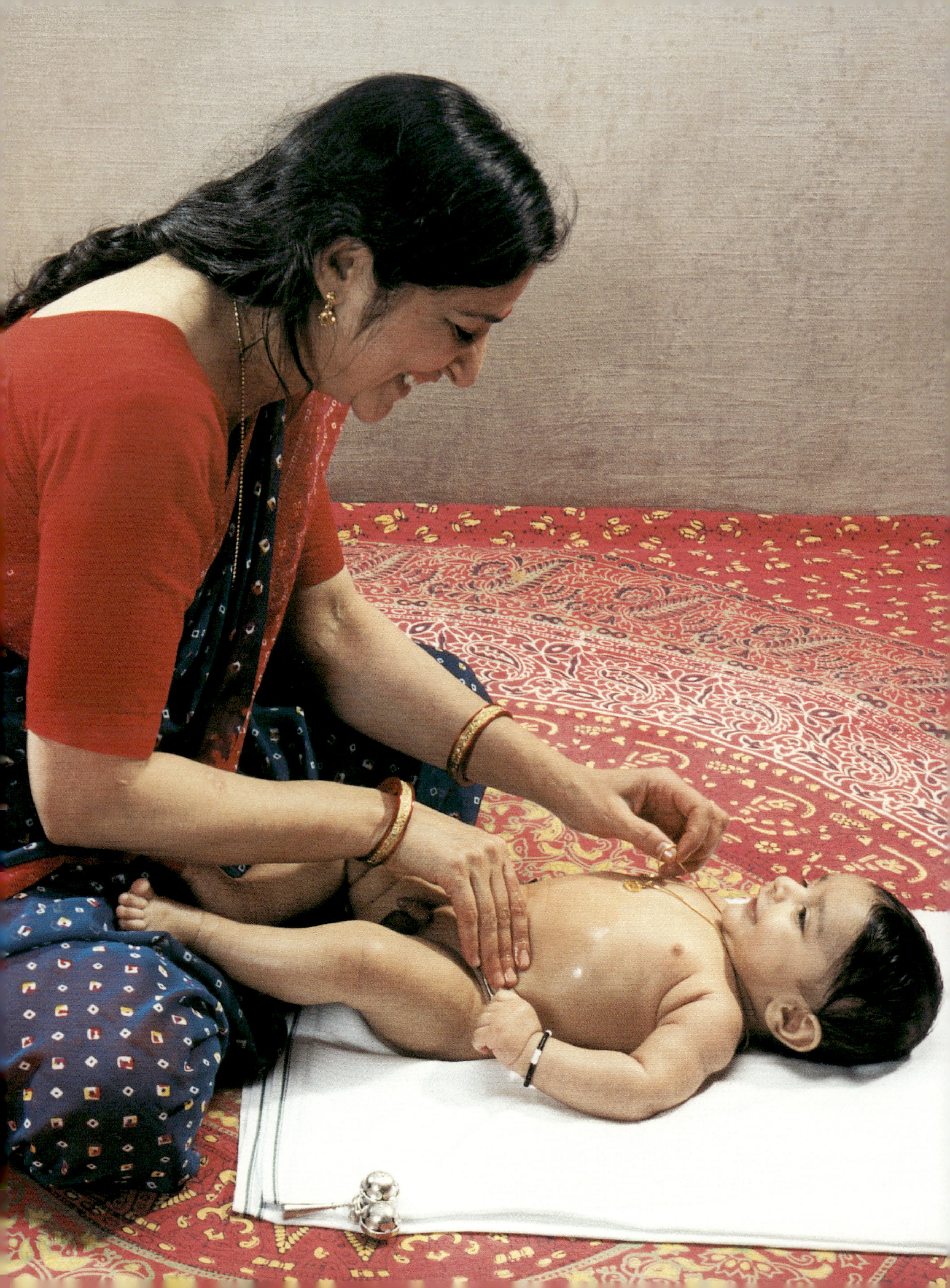

Überliefertes Wissen

Die Massage nimmt im Ayurveda traditionell einen wichtigen Platz ein und steht sogar noch vor der Therapie mit Pflanzen, Umschlägen, Aufgüssen und Abkochungen. Das Wissen darüber wurde von der Mutter auf die Tochter übertragen, vom Lehrer auf den Schüler und vom Vater auf den Sohn.

Die Gesundheit lag von jeher nicht nur in den Händen der ayurvedischen Ärzte, sondern war vielmehr Gegenstand gemeinsamer Anstrengungen von Eltern, Ärzten und Gesellschaft. Das traditionelle Wissen wurde an die jungen Mütter und an die ayurvedischen Hebammen weitergegeben, die alle Anwendungen perfekt beherrschten, die für das Wohlergehen von Mutter und Kind notwendig waren. Darüber hinaus wurde es aber auch Zigeunern zuteil, die in die Welt hinauszogen und ihre Kenntnisse wie ihr Können ebenfalls weitergaben. Dank moderner Geschichtsforschung lassen sich inzwischen die Hauptrouten rekonstruieren, auf denen sie die Lehre verbreiteten: So weiß man, dass sie durch Rajasthan, Afghanistan, den Iran, den Irak, den Mittleren Osten, den Balkan und durch Spanien gekommen sind. Auch wenn sich das Wisssen, das Raum und Zeit überdauert hat, im Wesentlichen auf Fragen der Gesundheit erstreckt, umfasst es auch Gebiete wie Musik und Tanz.

Ein unermessliches Wissen über die Mutterschaft

Über Jahrtausende hinweg entwickelte sich im Ayurveda ein hoch spezialisiertes und komplexes Wissen über die Mutterschaft und die Kindheit. Alles, was die Gesundheit der Eltern im Augenblick der Empfängnis betrifft, wird in allen Einzelheiten beschrieben – von der Ernährung über Körperübungen, bis hin zum Lösen von Spannungen und der Beseitigung verschiedener Unruhezustände. Diese sehr umfassende Betrachtungsweise soll dazu beitragen, die für die Empfängnis idealen Bedingungen zu schaffen.

Anschließend werden die Wachstumsschritte des Fötus ebenso beobachtet wie das Befinden der Mutter während der neun Schwangerschaftsmonate: So geht es um die körperlichen Veränderungen, um Ratschläge für eine gesunde Ernährung, um Massagen, um das Gefühlsleben. Letztlich werden all jene Lebensbereiche eingeschlossen, die für die harmonische Entwicklung von Körper und Geist des Kindes bedeutsam sind.

Viel von dem uns überlieferten Wissen betrifft die Geburt des Kindes: den Geburtsvorgang selbst, aber auch die so wichtigen Rahmenbedingungen – etwa den Ort der Geburt oder die Anwesenheit verschiedener Helfer –, die Betreuung der Mutter und den Empfang des neuen Erdenbürgers. Die richtige Versorgung und Pflege des Neugeborenen – das Entfernen der Nabelschnur, das erste Bad oder die idealen Bedingungen für einen gesunden Schlaf – sind ebenso Themen wie das Stillen und die Verhütung.

Das Baby als Persönlichkeit

Die ayurvedische Lehre betrachtet ein Baby als ein bewusst erlebendes Wesen, das seiner Umgebung – etwa den Eltern – entwicklungstechnisch ebenbürtig, wenn nicht gar überlegen ist. Die Mutterschaft und die damit verbundene Fürsorge für Mutter und Kind genießen daher höchste Priorität.

Ein Dialog bahnt sich an, Bindungen werden geknüpft

Die Massage bietet dem Kind die Möglichkeit, mit seiner Mutter bzw. seinem Vater zu kommunizieren, und fördert ganz allgemein seine Ausgeglichenheit. Fehlt diese Verbindung, die „emotionale Nahrung", so mangelt es dem Baby an dem notwendigen Gefühl von Geborgenheit; wird das Baby aufgrund schlechter Lebensumstände zudem ernährungstechnisch nicht ausreichend versorgt, kann sehr schnell eine für das Kind bedrohliche Situation entstehen. Während der Massage kommt es zwischen Baby und Eltern zu kostbaren Momenten der Berührung und der Zärtlichkeit; die Kommunikation erfolgt teils nonverbal, teils über Lieder, Worte … Die uneingeschränkte Zuwendung soll dem Kind die bedingungslose Liebe seiner Eltern vermitteln und gefühlsmäßig nahe bringen. Durch die Massage gelingt es, dem Kind Geborgenheit und innere Sicherheit zu schenken und es auf diese Weise zu stärken.

Auf symbolischer Ebene vereint die Massage die horizontale und vertikale Achse, die körperliche und spirituelle Ebene: Während einer Sitzung repräsentiert das ausgestreckte Baby die Horizontale, die für die fühlbare und materielle Welt steht; die Mutter oder der Vater – sitzend – bildet die vertikale Ausrichtung als Zeichen für die Welt der Sinne, die Unendlichkeit, die Liebe und die Erhabenheit.

Das Fundament für eine tiefe Bindung zwischen Eltern und Kind wird bereits früh, unmittelbar nach der Geburt gelegt. Viele Babys trennt man aber bereits in der ersten Nacht von ihrer Mutter, um ihr Zeit zu geben, sich zu erholen. Der Massage, mit deren Hilfe sich ein festes Band zwischen Kind und Eltern knüpfen lässt, kommt nicht nur in diesen Fällen große Bedeutung zu.

Hautkontakt

In den westlichen Ländern werden die meisten Babys bald nach der Geburt in den ersten Strampelanzug gesteckt, und der unmittelbare Hautkontakt reduziert sich damit oft auf die Zeit der Körperpflege. Doch gerade über die Haut, unserem größten Sinnesorgan, nehmen wir Empfindungen wie Schmerz, Kälte, Wärme oder Druck wahr. Die empfindlichen Nervenenden der Haut sind die wichtigsten Sinnesorgane, die auch für den Tastsinn verantwortlich sind.

Die Massage verhilft dem Baby zu einem friedlichen Schlaf, gibt ihm das Gefühl, eins mit seinem Körper zu sein, und stellt zudem eine ausgezeichnete sensorische Stimulation dar. Durch die Massage öffnet, streckt und entkrampft sich der Körper, und das Baby reagiert auch auf negative äußere Reize wie Lärm entspannter; die Massage schenkt Vitalität, Sicherheit und Vertrauen. Und schließlich stärkt sie durch ihre stabilisierende Wirkung auf das Nervensystem auch das Immunsystem des Babys.

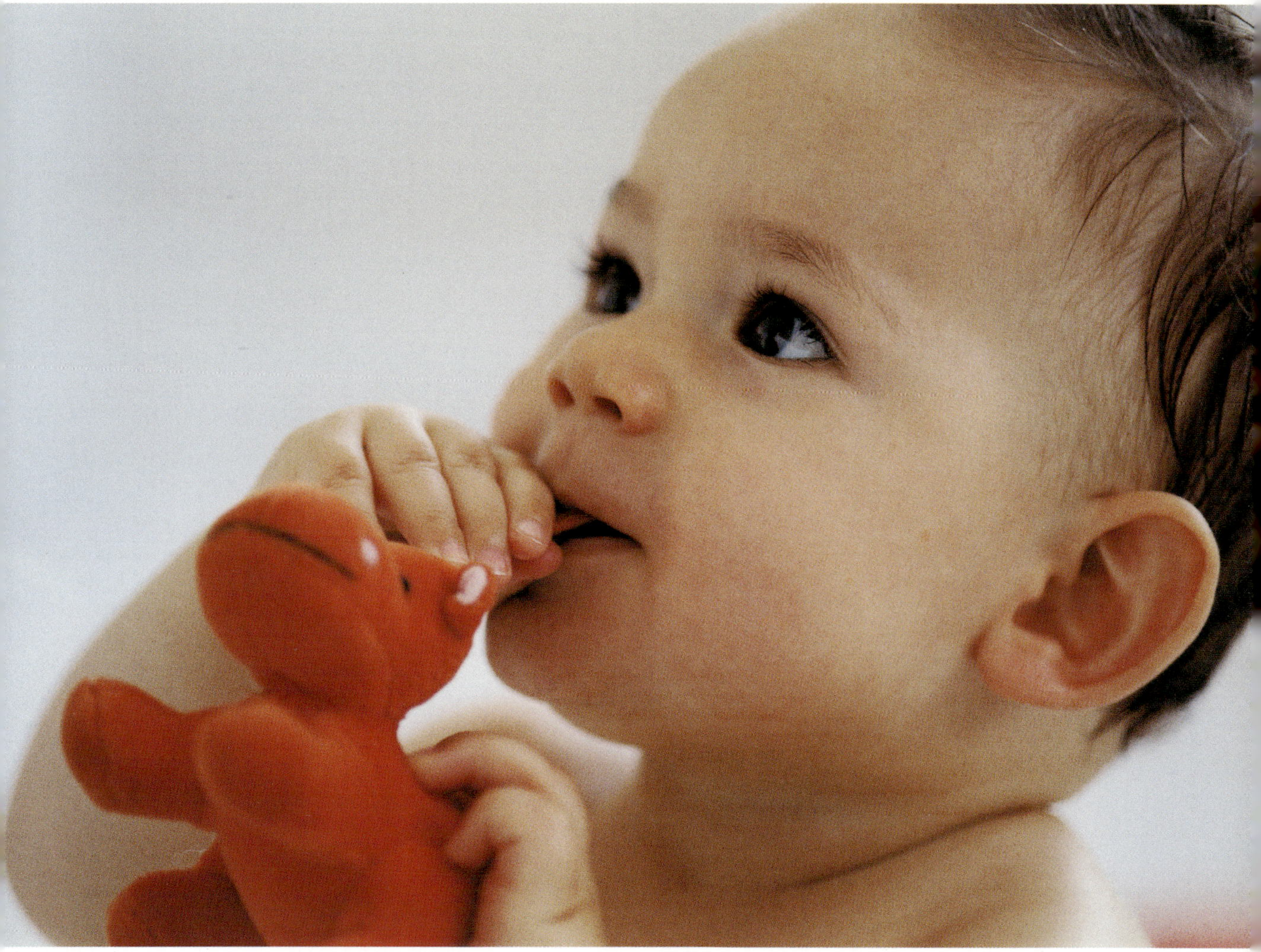

Bei guter Gesundheit

Die ayurvedische Massage hat durch ihre Wirkung eine Präventivfunktion und trägt dazu bei, ein Kind in seiner Ganzheit, also „rundum", gesund zu erhalten. Aufgrund ihrer Intuition kann die Mutter über den Kontakt mit ihrem Baby so manche Beschwerden erkennen, noch bevor diese offenkundig werden. Bei Problemen psychosomatischen Ursprungs wirken die körperliche Nähe und die fürsorgliche Aufmerksamkeit der Mutter beruhigend auf das Kind, und eine kleine Massage kann auf sanfte Weise heilsam wirken. Die Babymassage stärkt die Körpergewebe (*dhatus**), fördert die Ausscheidung von Abfallprodukten (*malas**), stimuliert die Energie des Stoffwechsels (*agni**), harmonisiert die energetischen Prinzipien (*doshas**) und sichert das, was im Ayurveda als „gute physische Verfassung" definiert wird. Dies alles sind für die ayurvedische Massage zentrale Begriffe.

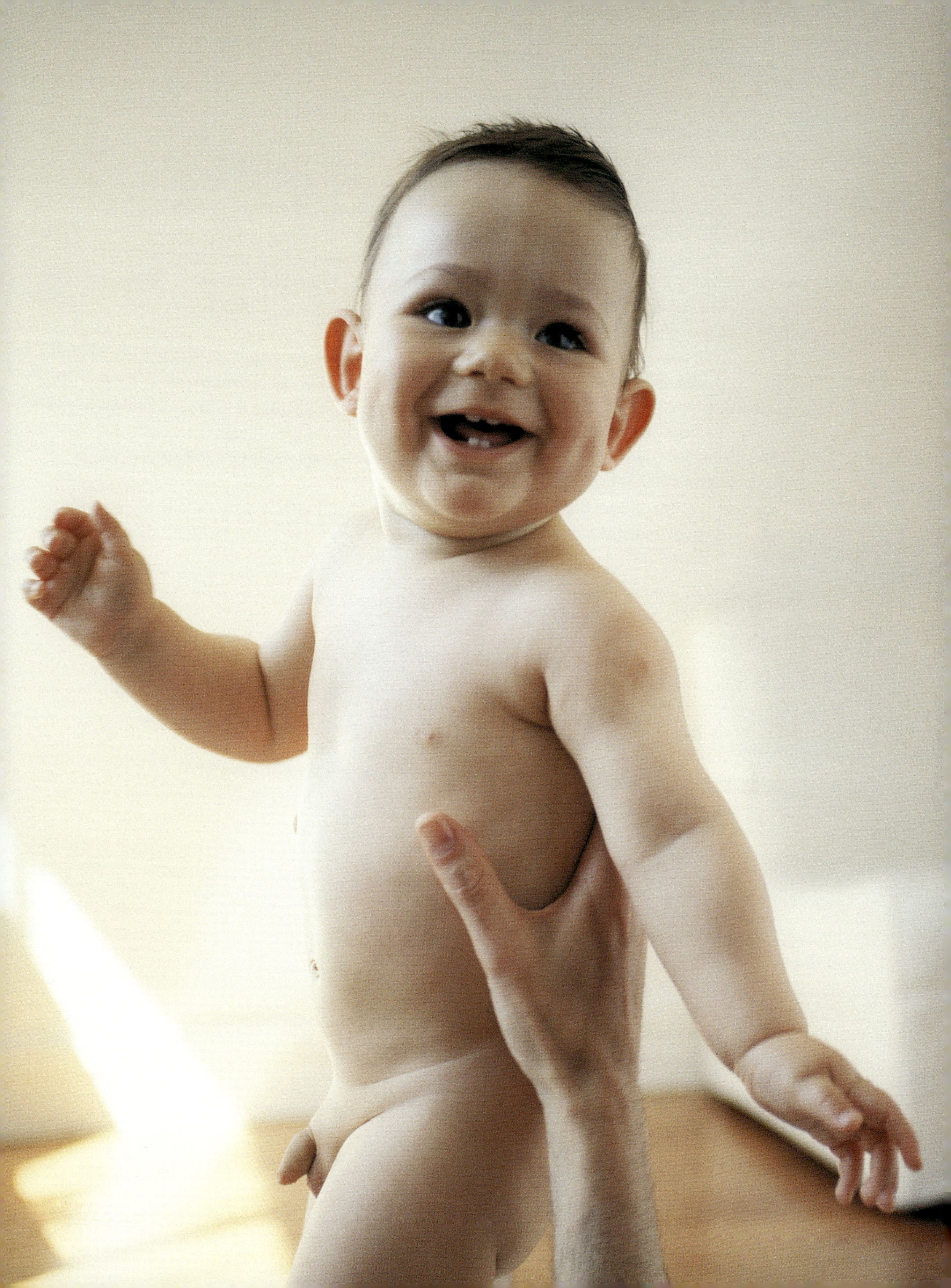

Unzählige wohltuende Wirkungen

Durch die Bewegungen und die für die Massage sorgfältig ausgewählten Substanzen, in erster Linie Öle, begünstigt diese Technik die Zirkulation der Körperflüssigkeiten: Blut, Lymphe und Liquor (Gehirn- und Rückenmarksflüssigkeit). Sie kräftigt und tonisiert die Muskulatur, entspannt und lockert sie; die Massage löst Spannungen und Blockaden; sie festigt die Gelenke und verbessert das Gewebe des Kindes. Die Haut wird in jeder Hinsicht verwöhnt und dankt es, indem sie sich zart und weich anfühlt. Der gesamte Organismus des Babys wird gestärkt, seine Entwicklung gefördert.

Der strahlende, tiefe und intensive Blick eines Kindes nach der Massage, sein ruhiges, seliges Lächeln, seine vertrauensvolle Gelöstheit in den Armen seiner Eltern – das alles ist Ausdruck der höchsten Lebenskraft, *ojas**. Diese so genannte Essenzenergie ist ein Geschenk für die ganze Familie.

Abfallprodukte ausscheiden

Zu den Abfallprodukten zählt alles, was der Körper in einem bestimmten Moment nicht braucht. Dies betrifft sowohl den Körper, etwa Giftstoffe, die den Organismus belasten, als auch die Psyche, die unter unverarbeiteten negativen Erlebnissen leiden kann. Hat der Organismus die Nahrung verdaut, vollzieht er die Trennung in Abfallprodukte, die ausgeschieden werden sollen (*malas**), und in die für den Körper wichtigen Nährstoffe. Zu den drei wesentlichen Arten von Abfallprodukten zählen: Exkremente (*purisha**), Verdauungsrückstände, Urin (*mutra**), Schadstoffträger und Schweiß (*sweda**), der die Körpertemperatur reguliert. Durch Anregung des Stoffwechsels trägt die Massage dazu bei, dass die Abfallprodukte wirksam aus dem Körper ausgeschieden werden. Die sich nach der Anwendung einstellende Entspannung und das damit verbundene Wohlgefühl sind eine unschätzbare Hilfe, wenn es darum geht, Anspannungen zu lösen, Stress abzubauen oder „emotionalen Müll" wieder loszuwerden.

Stoffwechselenergien stimulieren

Eine ganz entscheidende Rolle spielt in der ayurvedischen Lehre das *agni** (sanskrit „Feuer"), das Nahrung in körpereigene Energie umwandelt. Dieser Begriff steht für das Verdauungsfeuer, die Energie, die den Stoffwechsel regelt; außerdem sind ihm die Begriffe Kraft, Können, Gesundheit und Lebensdauer zugeordnet. Der gesamte Lebensprozess, die vitalen Funktionen eines Menschen sind also unmittelbar damit verbunden. Durch die Umwandlung von Nahrung in Energie schenkt das *agni** Leben und Lebensfreude.

Die Babymassage stimuliert die Stoffwechselenergie, fördert so die Verdauung und lindert Beschwerden wie Blähungen oder Verstopfung. Sie ist ein ganz wesentlicher Aspekt in der Gesundheitspflege und stärkt den gesamten Organismus.

DIE SIEBEN „KÖRPERGEWEBE"

Das Sanskritwort *dhatu**, das oft mit „Gewebe" übersetzt wird, bedeutet „unterstützen" oder „Nahrung". Den *dhatus** verdanken wir u.a. die Funktion unserer Organe. Es gibt sieben Arten von Körpergewebe, die durch einen ständigen Stoffwechselprozess miteinander verbunden sind.

Das erste *dhatu ist das *rasa** (Plasma, Lymphe)**: *Rasa** versorgt Gewebe und Organe mit Nährstoffen. Im weitesten Sinne steht *rasa** für alles, was wir mit den fünf Sinnen fühlen und wahrnehmen können – was wir sehen, hören oder riechen, aber auch, was wir essen oder erlernen. Kurz gesagt, alles, was uns auf die eine oder andere Weise „nährt". *Rasa** vermittelt Zufriedenheit.

Das zweite *dhatu ist das *rakta** (Blut)**, aber auch alles, was flüssig ist und den Körper nährt. Es versorgt Gewebe und Organe mit Sauerstoff und steht damit in direktem Zusammenhang mit der Beschaffenheit von Haut und Muskeln etc.

Das dritte *dhatu ist das *mamsa** (Muskelgewebe)**: Es schützt die inneren Organe und verleiht dem Körper Kraft und Stärke.

Das vierte *dhatu ist das *meda** (Fettgewebe)**: Es kontrolliert Fette und Kohlenhydrate; hier ist bei Übergewicht anzusetzen.

Das fünfte *dhatu ist das *asthi** (Knochengewebe)**: Mit ihm verbunden ist der Aufbau des Knochengerüsts, sowie die Anlage von Haaren und Nägeln.

Das sechste *dhatu ist das *majja** (Knochenmark und Nervengewebe)**: Es unterstützt die Gefühle und die Liebe.

Das siebte *dhatu schließlich ist das *shukra** (Samen und Eizellen)**: Es befähigt die Männer u.a., Geduld gegenüber Frauen und Gefühle zu entwickeln, und ist unmittelbar mit der Fortpflanzung verbunden.

Jedes der Gewebe basiert auf dem vorangehenden und baut auf diesem auf; mit jeder „Stufe" wird Lebensenergie konzentriert, sodass das Fortpflanzungsgewebe das gehaltvollste Gewebe darstellt. Die Essenz des Fortpflanzungsgewebes wird *ojas** genannt. *Ojas** lässt sich am ehesten durch Begriffe wie „Ausstrahlung, Aura, Lebensessenz" verdeutlichen. Diese konzentrierte Form der Lebensenergie stärkt auch das Immunsystem und die Psyche.

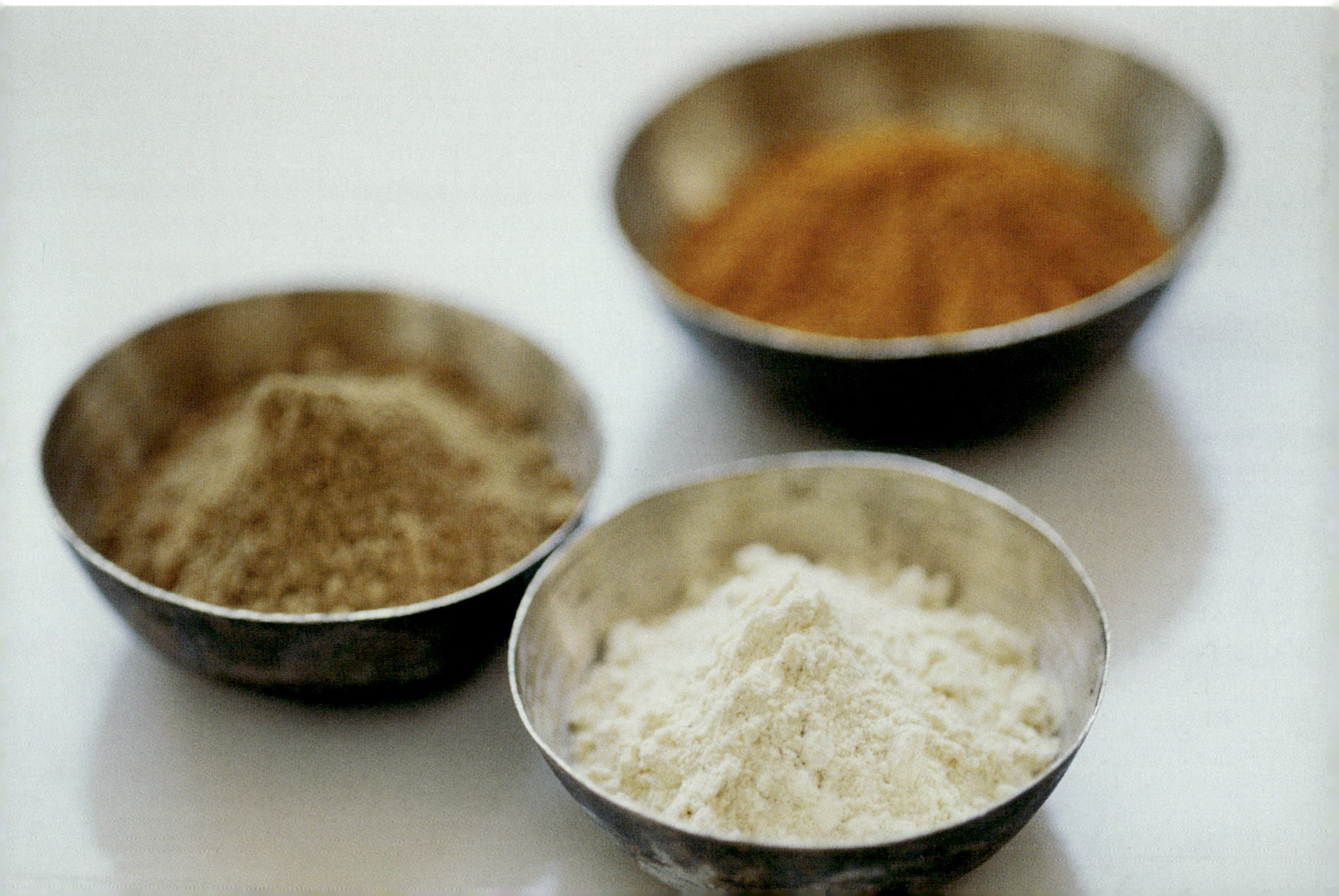

Einfluss der fünf Elemente

Ausschlaggebend für die Art der Massage ist die Konstitution des jeweiligen Kindes. Der Konstitutionstyp eines Menschen, seine Grundeigenschaften, seine Physis (äußere Gestalt, gesundheitliche Stärken und Schwachpunkte ...), seine Psyche (Charakterzüge, Reaktionen, Emotionen, Träume ...) und seine geistigen Anlagen werden der ayurvedischen Lehre zufolge von drei „Funktionsprinzipien/Bioenergien" bestimmt. Diese fasst das Sanskrit unter dem Begriff *doshas** zusammen.

Der Ayurveda spricht von drei „Funktionsprinzipien", die die körperlichen und geistigen Eigenschaften eines Menschen prägen: *vata**, in dem die Elemente Äther und Luft überwiegen; *pitta**, mit den vorherrschenden Elementen Feuer und Wasser; *kapha**, in dem die Elemente Wasser und Erde dominieren. Jeder Mensch trägt die fünf Elemente in unterschiedlichen Anteilen in sich: den Äther (*akasha**), die Luft (*vayu**), das Feuer (*agni**), das Wasser (*jala**) und die Erde (*prithivi**). Von ihrer individuellen Zusammensetzung hängen Konstitution und Persönlichkeit eines Menschen ab, der sich in permanentem Kontakt mit diesen fünf Elementen befindet.
Durch dieses lebendige Zusammenspiel verändert sich der Anteil der einzelnen Elemente in unserem Körper ständig: So vermehrt etwa die in der Natur auftretende Feuchtigkeit in uns das Element Wasser; wenn wir Umgang mit jähzornigen, also vom Element Feuer bestimmten Menschen haben, bewirkt ihr Einfluss entweder, dass wir selbst wütend werden, oder das Gegenteil tritt ein, und wir werden in große Ruhe versetzt.
Jedes Mal, wenn wir essen, führen wir unserem Körper diese Elemente in unterschiedlichen Anteilen zu; jedes Mal, wenn wir jemandem zuhören, wenn wir etwas lesen, werden bestimmte Elemente aufgenommen und absorbiert (siehe auch den Abschnitt „Fünf Elemente, fünf Energien", Seite 35). Ziel des Ayurveda ist es, die *doshas** im Gleichgewicht zu halten, um Wohlbefinden und Gesundheit des Menschen zu stabilisieren.

Drei energetische Prinzipien, drei Konstitutionstypen

Die *doshas** beschreiben auch die drei Konstitutionstypen: Vata-Typ, Pitta-Typ und Kapha-Typ.
Leicht, schnell, kalt, rau – *vata** verkörpert die Energie, die in Bewegung versetzt; der Vata-Typ hat einen leichten Körperbau, nimmt schwer zu, ist eher zier-

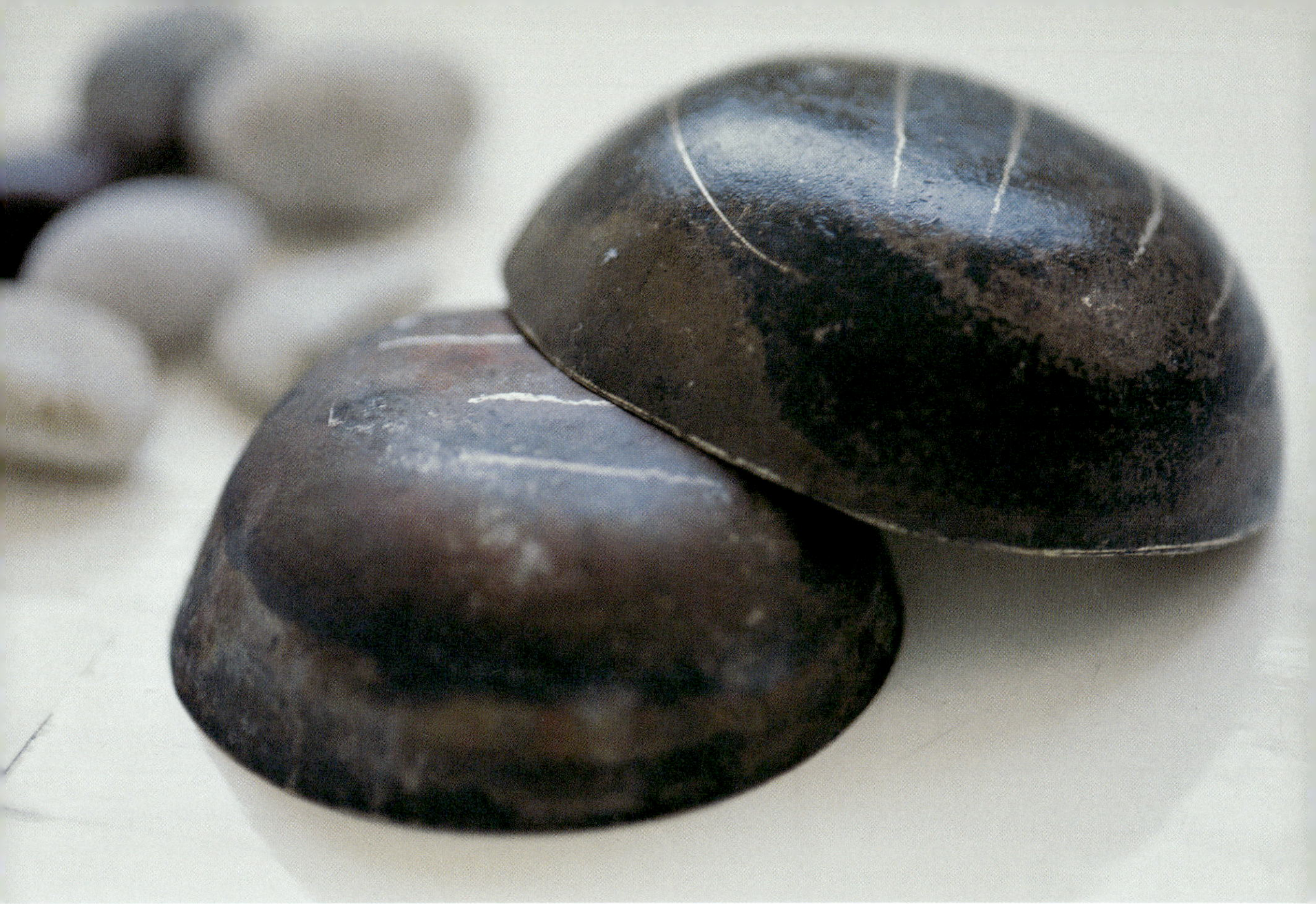

lich, geistig rege, sensibel und vielseitig interessiert. Bei Störungen reagiert er schnell mit Schlaflosigkeit und Ängsten.

Heiß, schneidend, flüssig, sauer, scharf – *pitta** ist das Prinzip der Energie. Der Pitta-Typ ist von mittlerer Statur, scharfsinnig, ehrgeizig, kritisch, ungeduldig, energiegeladen und sinnlich. Starke äußere Reize haben leicht negative Reaktionen zur Folge.

Kalt, schwer, träge, dicht, süß – *kapha** steht für Struktur und Festigkeit. Auf Menschen mit diesem Konstitutionstyp kann man zählen. Er ist zuverlässig, ausgeglichen, kräftig, eher bodenständig und hat eine weiche, angenehme Stimme. Menschen mit dieser Konstitution neigen schnell zu Übergewicht.

Basiskonstitution und Ungleichgewicht

Die Grundkonstitution eines Menschen (*prakruti**), das Verhältnis, in dem die *doshas** seit der Geburt zueinander stehen, wird durch die Gene der beiden Eltern sowie durch deren geistigen und körperlichen Zustand im Verlauf der Zeugung bestimmt.

Das ist sozusagen die „Basis" bei jedem menschlichen Wesen, der Zustand, der beibehalten wird, solange er vollkommen gesund ist. Durch äußere Faktoren – wie dem Wechsel der Jahreszeiten oder des Klimas, der Ernährung oder der Umgebung – und emotionale Aspekte – wie Begeisterung, Trauer oder Wut – kann es zu einem bestimmten Zeitpunkt zu einem Ungleichgewicht (*vikruti**) unserer *doshas** kommen. Gemäß seiner Basiskonstitution wird jeder auf seine Weise auf diese Störungen reagieren. Umso wichtiger ist es also, der Bedeutung der elterlichen Rolle, die – wie erwähnt – bereits mit dem Zeitpunkt der Zeugung einsetzt, Rechnung zu tragen und dieses Potenzial zu nutzen. Eltern sollten sich daher physisch und emotional entsprechend vorbereiten und damit die Verantwortung gegenüber ihren Kindern annehmen.

Ist Ihr Baby ein Vata-, Pitta- oder Kapha-Typ?

Sobald Sie sich mit dem Thema Babymassage und Ayurveda näher beschäftigen, sollten Sie zunächst feststellen, ob bei Ihrem Baby *vata**, *pitta** oder *kapha** überwiegt; danach lässt sich die Massage – in Kenntnis der unterschiedlichen Bedürfnisse der einzelnen Konstitutionstypen – entsprechend gestalten.

Wenn Ihr Baby rundlich, friedlich und eher träge ist, wenn es einen weichen Körper hat und tief schläft, entspricht seine Grundkonstitution hauptsächlich dem Kapha-Typ. Sollten Probleme im Hals-Nasen-Ohren-Bereich auftreten oder kommt es zu einem schleimigen Auswurf, so liegt eine aktuelle Störung des *kapha** vor. Diesem Ungleichgewicht entgegenzuwirken ist Ziel der Massage. Ihr Baby wird in diesem Fall eine schnelle Massage mit wechselndem Rhythmus lieben, die unter Verwendung von warmem Öl oder Kichererbsenmehl durchgeführt wird.

Hat Ihr Baby feines Haar, gerötete Haut, schwitzt es leicht und hat häufig Hunger, so überwiegt das *pitta**. Kommt es zu Hautreizungen, ist der Stuhl gelb oder neigt das Baby stark zu Durchfall oder reagiert es lichtempfindlich, liegt ein Ungleichgewicht im *pitta** vor. Das Zuviel an Hitze lässt sich u. a. durch Frischluftzufuhr und gezielte Ernährung reduzieren. Eine beruhigende Massage mit lauwarmem Öl ist in diesem Fall das Richtige für Ihr Baby.

Ist Ihr Baby zart gebaut, seine Haut trocken und kühl, friert es leicht, bewegt es sich viel und hat es einen leichten Schlaf, ist es unruhig, schreckhaft und sind seine Augen ständig in Bewegung, so dominiert das *vata**. Bauchschmerzen oder Verstopfung sowie Unruhezustände deuten auf eine Störung im *vata** hin. Hier gilt es, verdauungsfördernde und wärmende Maßnahmen zu ergreifen. Ihr Baby wird daher eine langsam ausgeführte, intensive und gleichmäßige Massage genießen, bei der Sie gut angewärmtes Öl verwenden.

Die enge Verbindung von Mutter und Kind

Während der Stillzeit ist das Band zwischen einer Mutter und ihrem Baby besonders intensiv. Liegt bei der Mutter – etwa aufgrund ihrer Ernährung oder negativer äußerer Einflüsse – ein momentanes, starkes Ungleichgewicht ihrer *doshas** vor, so wird dies Auswirkungen auf die Beschaffenheit der von ihr produzierten Milch haben. Das Befinden des Säuglings kann nun während des Stillens durch das seiner Mutter ebenfalls ungünstig beeinflusst werden. Sollte das Baby beispielsweise häufig Probleme mit der Nase oder dem Hals haben, so ist bei seiner Mutter vermutlich ein Übermaß an *kapha** vorhanden: In diesem Fall kann sie u. a. versuchen, ihre Ernährung zu verändern, und zu schwere, fette oder sehr kalte Speisen meiden.
Das – in diesem Fall auf negativen Einflüssen basierende – praktische Beispiel zeigt deutlich das subtile „Zusammenspiel" der Organismen von Mutter und Kind. Genauso können aber glücklicherweise auch sämtliche positiven Kräfte über die Muttermilch an das Baby weitergegeben werden.
Dies alles zeigt, wie wichtig es ist, dass man sich ganz bewusst und umfassend auf seine Elternschaft vorbereitet und damit die für das Baby bestmöglichen Bedingungen schafft.
Auch wenn die Muttermilch für ein Kind die wichtigste Nahrung darstellt, braucht es vor allem „Nahrung für die Seele", benötigt es das tiefe Gefühl von Liebe, Geborgenheit und Sicherheit.
An diesem Punkt setzt die Massage an: Durch die körperliche wie mentale Nähe und Zuwendung ist sie in diesem Zusammenhang von nahezu unschätzbarem Wert.

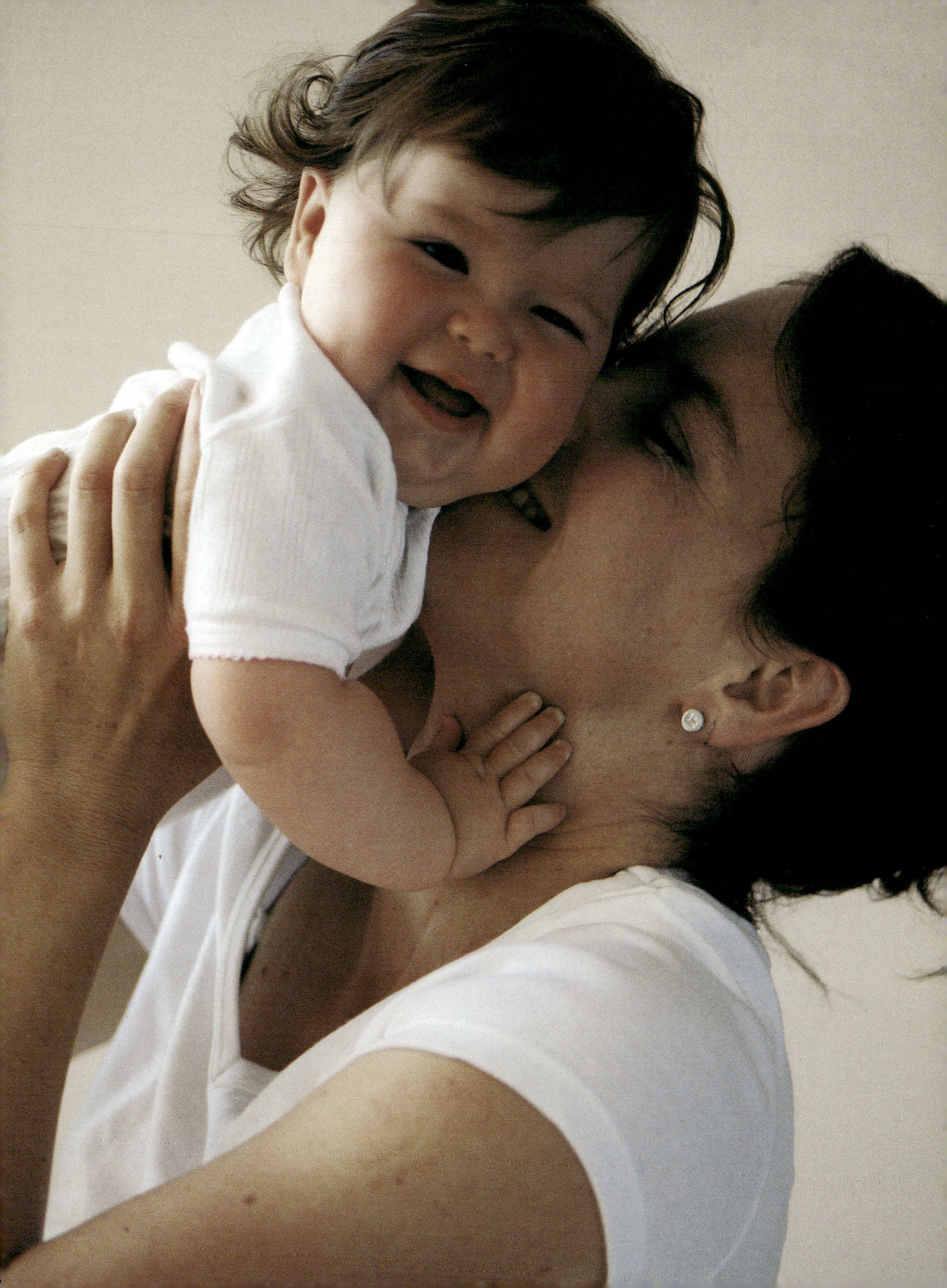

Gründliche Vorbereitung

Alles beginnt lange vor der Geburt

Die Babymassage beginnt letztlich bereits vor der Geburt. Besondere Bedeutung kommt – auf körperlicher wie auf seelischer Ebene – sogar der noch vor der Empfängnis liegenden Zeit zu. So wird also zunächst einmal die künftige Mutter mit Massagen verwöhnt.

Diese Massagen vor dem Zeitpunkt der Zeugung haben zum Ziel, die Frau physisch wie auch emotional auf Empfängnis und Schwangerschaft vorzubereiten: Mit ihrer Hilfe lassen sich in dieser Phase kleinere Störungen beheben; der Körper der werdenden Mutter wird durch sie gestärkt und geschmeidig gemacht, um das kostbare neue Leben optimal zu empfangen. Die Massagen tragen auch dazu bei, dass sich die Frau nach und nach ihrer neuen Rolle als Mutter bewusst wird. Und auch der Vater wird nicht vergessen: Durch den Abbau von Spannungen und das durch die Gesundheitspflege gesteigerte Wohlbefinden bereiten die Massagen den Mann auf seine Vaterschaft vor.

Den Körper reinigen

Für eine kräftigende Massage verwenden Sie eine Mischung aus Salz, pulverisierten ayurvedischen Kräutern und Joghurt. Sie klärt und reinigt die Haut tiefenwirksam wie ein Peeling. Die Massagebewegungen folgen einem speziellen Ablauf, mit dessen Hilfe sich Spannungen und Gifte abbauen lassen und der den Blut-, Energie- und Lymphkreislauf im gesamten Organismus anregt. Im Sanskrit heißt diese Massage *udgharshana**; sie kann durch eine Ölmassage (*abhyanga**) ergänzt werden, die u. a. den Körper kräftigt und das Gewebe reinigt und festigt.

Spannungen lösen

Auch Honig – ein wichtiges Heilmittel im Ayurveda, das dem Gewebe Nährstoffe zuführt – kann bei einer Körpermassage wirkungsvoll zum Einsatz kommen. Dabei gibt es für die Hände bestimmte vorgegebene Positionen und Griffe, die einen saugenden Effekt haben. Mithilfe dieser Bewegungen ist es möglich, diverse Spannungen zu lösen. **1–2**

Hohe Sensibilisierung

Die mit einer Pfauenfeder ausgeführte Massage zeigt eine erstaunliche Wirkung. So tritt die Feder an die Stelle der Hand und gleitet auf genau festgelegten Bahnen über den Körper. In Indien kennt man diese sehr subtile und anspruchsvolle Massage unter dem Namen *mayurpinchh samvahana**.

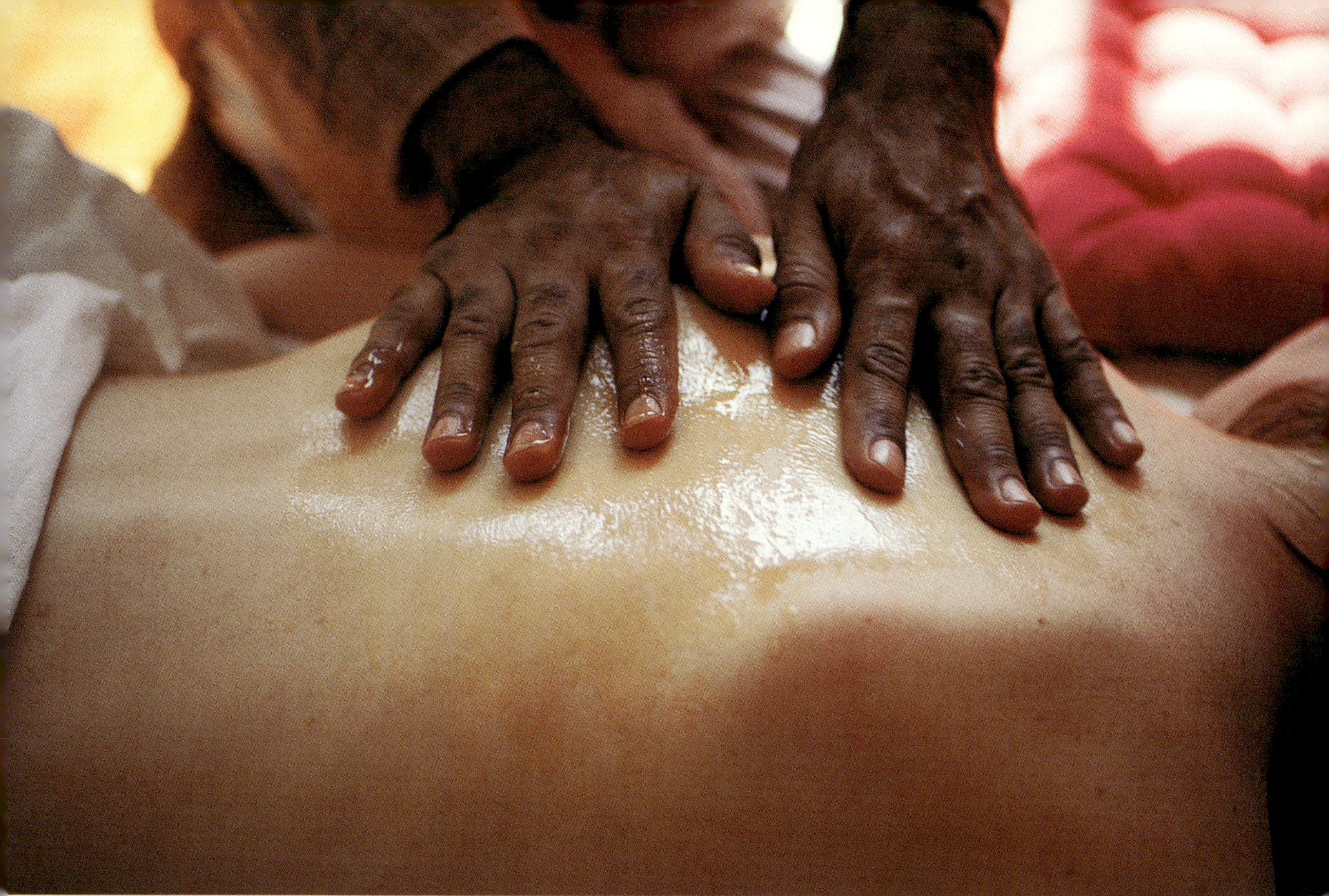

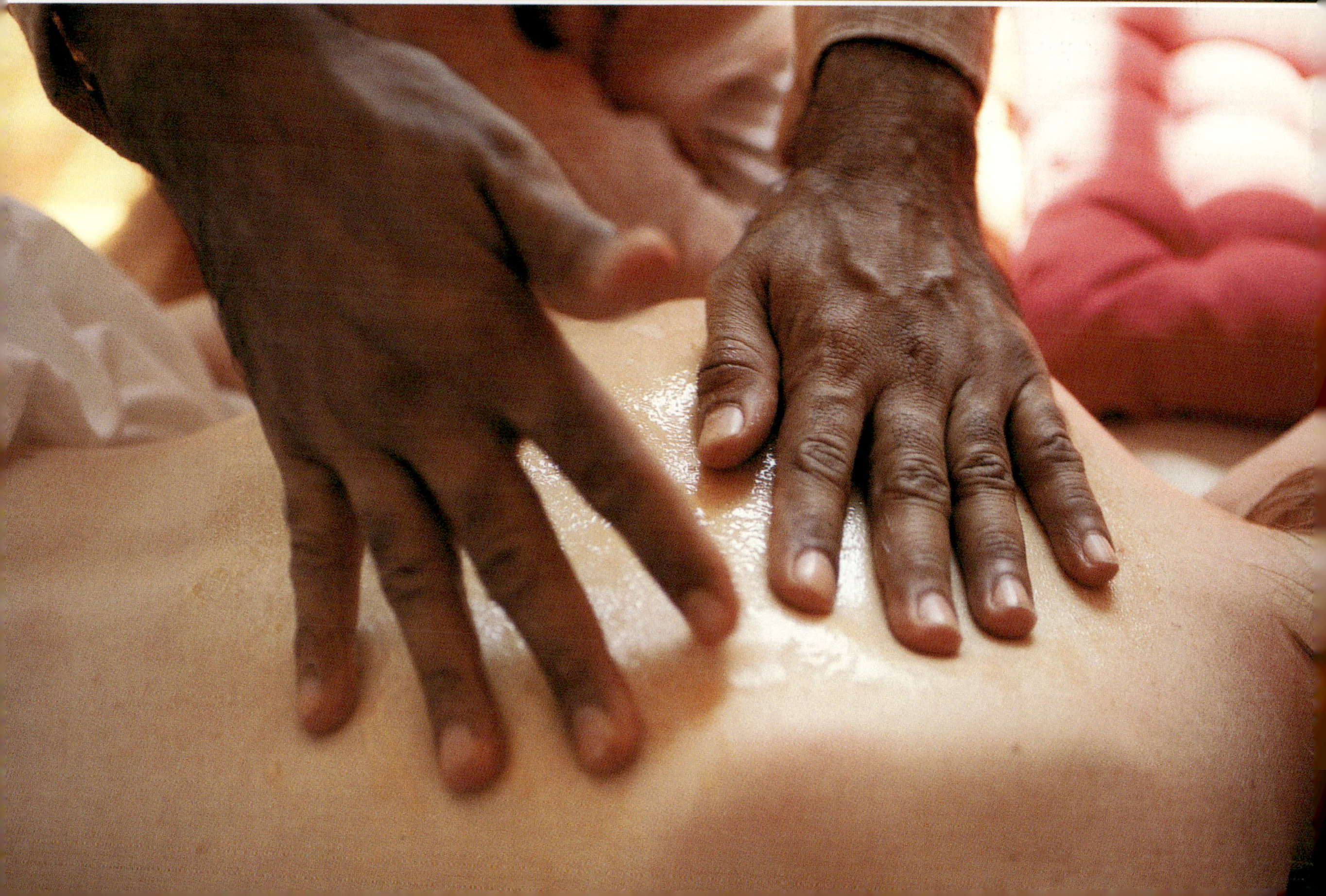

Weitere Massagen

Es gibt noch zahlreiche andere Massagen, die in der Zeit vor der Empfängnis angewandt werden können: beispielsweise die Massage der Füße mithilfe einer kleinen Schüssel (siehe Seite 44) oder eine Massage mit Kichererbsenmehl. Die Anwendungen werden unter Berücksichtigung des sehr speziellen Zeitpunkts, der Phase der Vorbereitung auf die Empfängnis, durchgeführt und speziell darauf abgestimmt.

Yoga-Massage

Bei dieser Form der Massage werden Yogapositionen miteinbezogen. Die massierte Person unternimmt dabei keinerlei eigene Anstrengungen, begleitet aber alle Bewegungen mit ihrem Atem. Zwei Stellungen sind dabei besonders wohltuend: die Knie-zur-Brust-Haltung und die liegende Drehung.

Die Knie-zur-Brust-Haltung

Zunächst legt sich die künftige Mutter ausgestreckt auf den Rücken, dann heben Sie eines ihrer Beine senkrecht nach oben **1**, beugen es sanft in Richtung ihrer Brust **2** und verharren dort zwölf volle Atemzüge lang. Anschließend strecken Sie das Bein wieder vorsichtig durch. Fahren Sie dann mit dem anderen Bein fort, und führen Sie die Übung schließlich mit beiden Beinen durch. Legen Sie zwischen jeder Phase eine Pause ein. Diese Haltung nennt sich *pavanamuktasana*; *pavana* bedeutet „Bauch" und *muktasana* „der befreit". Diese Grundhaltung im Yoga wirkt auf die Milz, die Bauchspeicheldrüse und andere Organe im Bauchraum ebenso wie auf den unteren Rücken, das Zwerchfell und die Lunge; sie vertreibt auch Gase, die sich im Darm gebildet haben.

Diese Übung ist so einfach und gilt zugleich als so wirkungsvoll, dass die Natur sie für einen ganz speziellen Zweck vorgesehen zu haben scheint: nämlich dafür, die Frau optimal darauf vorzubereiten, ein Baby in die Welt zu setzen!

Liegende Drehung

Die Frau liegt auch in diesem Fall ausgestreckt auf dem Rücken, die Arme ausgebreitet oder unter dem Nacken verschränkt. Heben Sie ihre Beine senkrecht hoch. Dann beugen Sie die Beine zu ihrer Brust und lassen die Knie auf ihre rechte Seite sinken. Achten Sie darauf, dass ihre linke Schulter dabei auf dem Boden bleibt **3**. Halten Sie die Knie der Frau sanft fest, damit die Position bequem bleibt, und lassen Sie sie atmen. Dann heben Sie ihre Beine wieder nach oben. Wiederholen Sie die Bewegung zur anderen Seite.

Die *jathara parivartanasana* genannte Übung wirkt sich positiv auf die Wirbelsäule aus; zudem aktiviert sie Zwerchfell und Solarplexus ebenso wie die Organe der Bauchregion und erleichtert die Brustatmung.

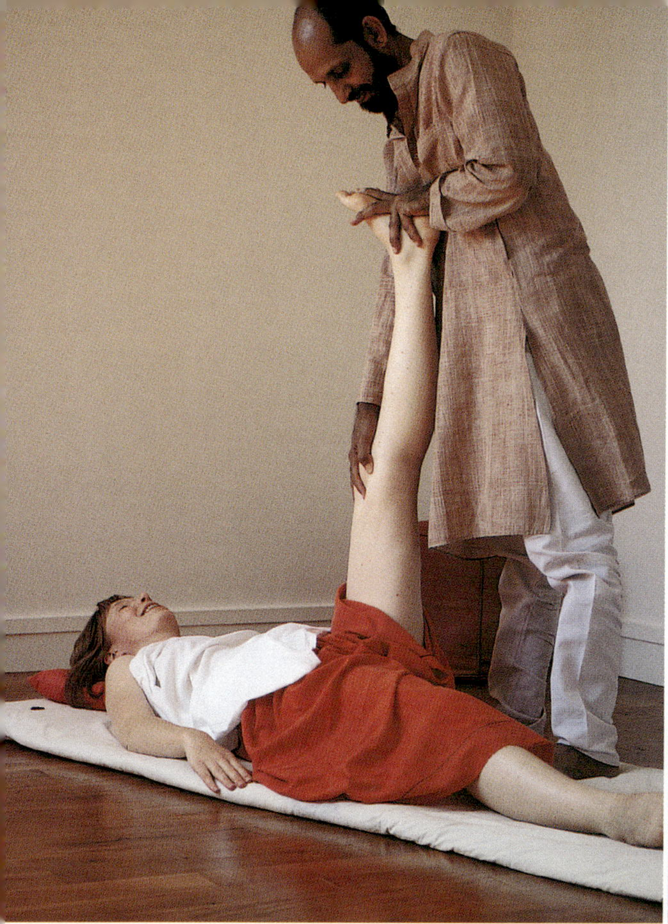
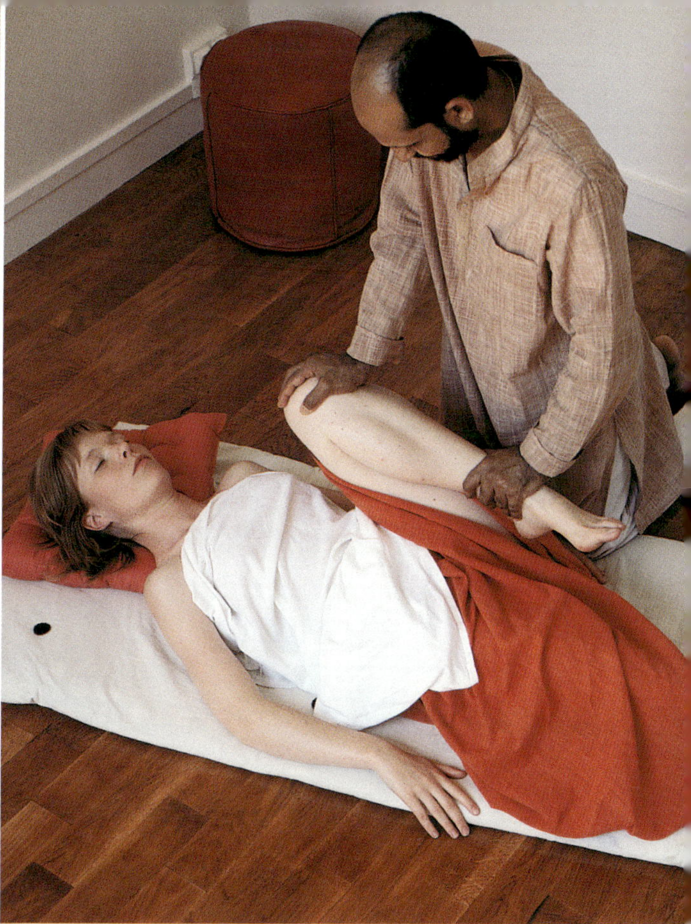
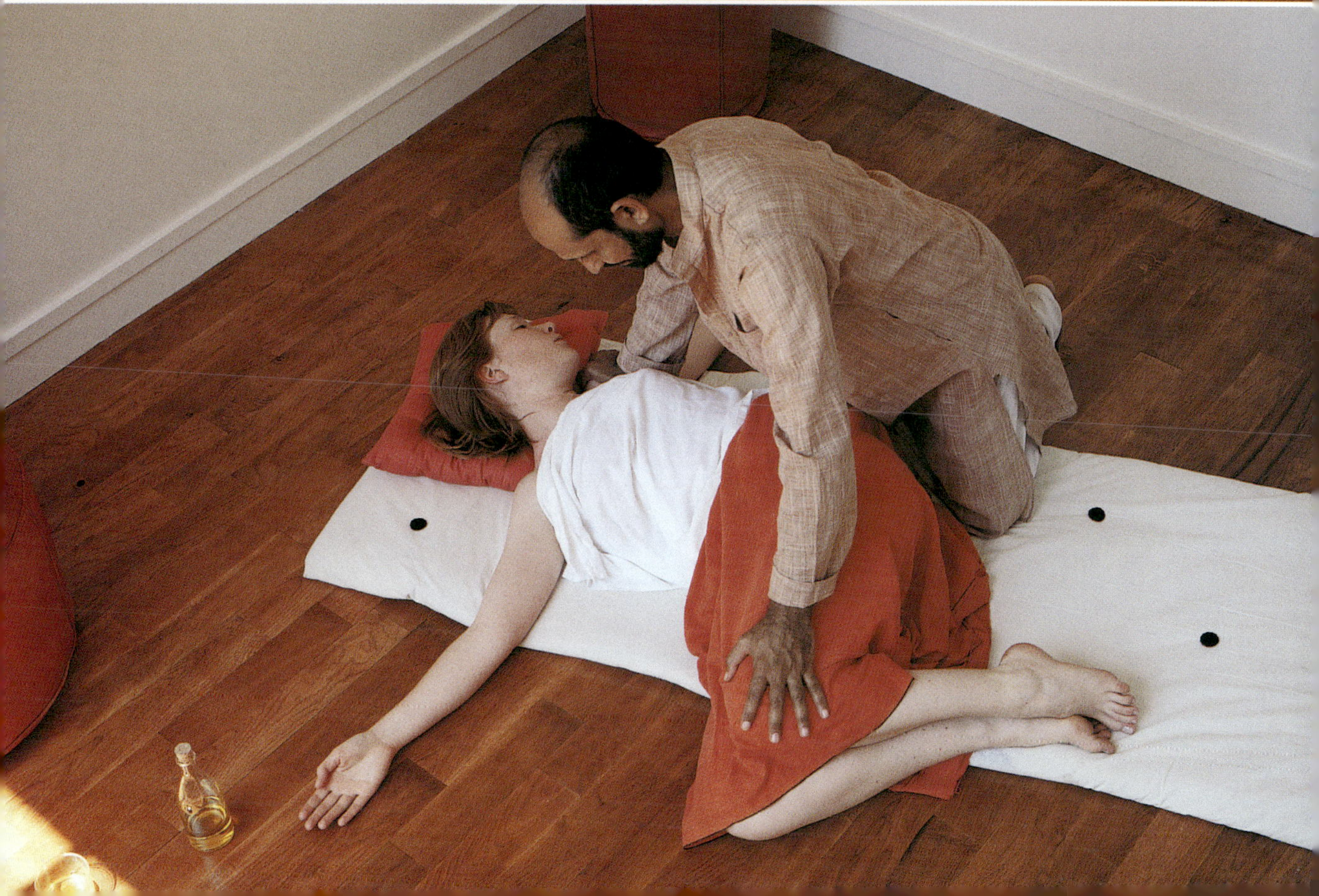

In der Schwangerschaft

Ab dem dritten Schwangerschaftsmonat kann bei der werdenden Mutter mit speziellen Massagen begonnen werden, die ihr körperliche Entspannung und Wohlbehagen vermitteln. Zudem trägt auch die ruhige Atmosphäre zu einer Ausgeglichenheit von Körper und Geist bei. Die Frau befindet sich schließlich trotz der tief greifenden Veränderungen in einem Zustand der Harmonie. Diese kostbaren Momente sind ein Geschenk und ein absoluter Genuss – für die Mutter ebenso wie für das Kind.

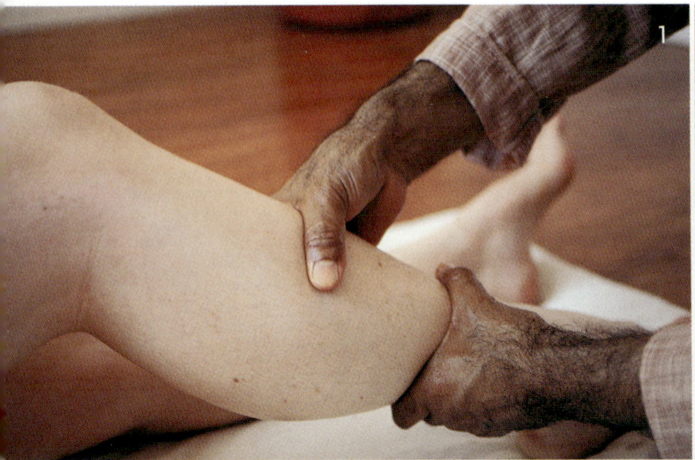
1

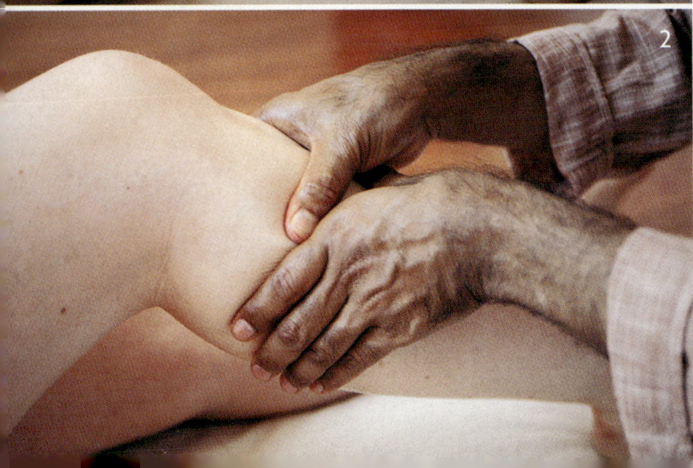
2

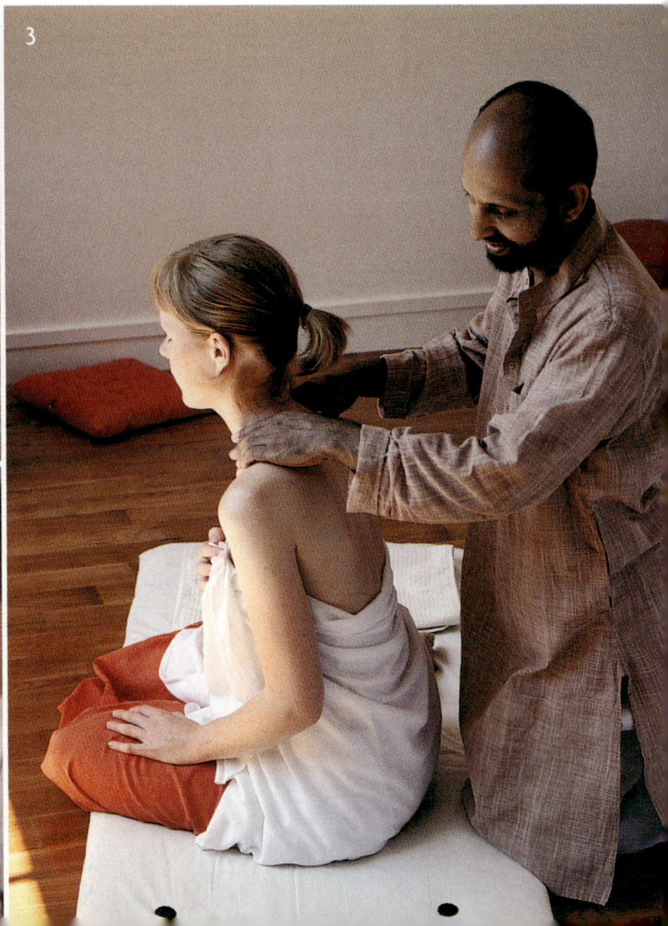
3

In gegenseitigem Vertrauen

Während der Schwangerschaft vermeidet man es, die für die Ausscheidung zuständige Energie (*apana vayu**) durch die Massage zu stimulieren. Die pränatale Massage verlangt von Seiten des Masseurs sehr viel Feinfühligkeit und Kenntnisreichtum; wenden Sie sich also an eine gut ausgebildete Person, die auch die möglichen Kontraindikationen kennt. Auch das persönliche Gefühl ist wichtig, damit sich zwischen der künftigen Mutter, dem Baby und dem Masseur das notwendige Vertrauensverhältnis entwickeln kann.

Am Ende des dritten Monats

Die Massage einer schwangeren Frau beginnt mit Ablauf des dritten Monats und begleitet sie während ihrer gesamten Schwangerschaft. Füße, Hände und Gesicht werden mit großer Bedachtsamkeit massiert.

Die Beine und der Rücken

Im zweiten Vierteljahr konzentriert sich die Massage dann vorwiegend auf Beine und Rücken, die durch die körperlichen Veränderungen, das zunehmende Gewicht und den veränderten Blutkreislauf stark belastet werden.

Die Bewegungen sind sanft und gleichmäßig. Massagen mit Tiefenwirkung sind zu diesem Zeitpunkt nicht mehr angebracht: Das Lösen von Spannungen sollte bereis vor der Zeugung erfolgen. Jetzt geht es einfach darum, eine beruhigende Wirkung zu erzielen, die Gesundheit der Mutter zu fördern und die beschwerlichen Auswirkungen der Schwangerschaft auf einzelne Körperpartien wie Waden **1–2** und Oberschenkel, Schultern und oberen Rücken **3–4**, Lendenregion **5** und Kreuzbein zu reduzieren. Dabei kann die Frau sitzend oder auf der Seite liegend **6–7, S. 34**, die für sie bequemste Position einnehmen.

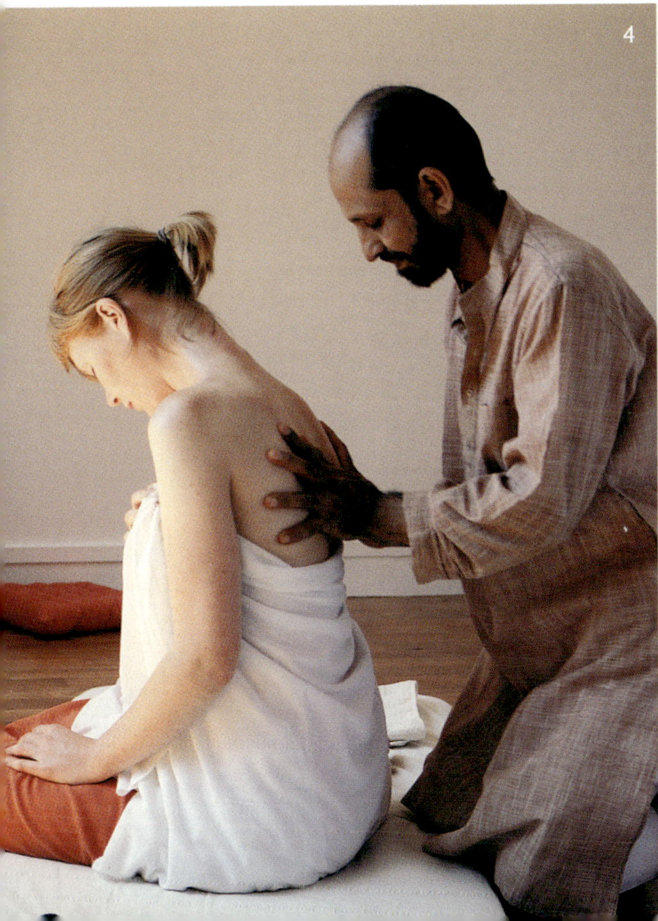
4

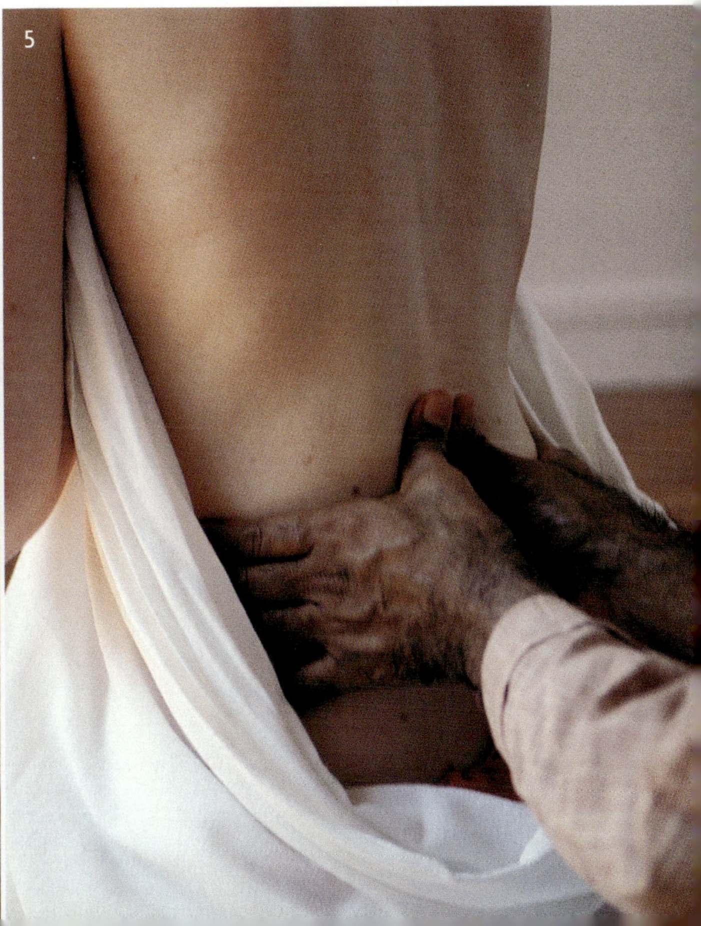
5

Die Brüste und die Hüften

In den letzten drei Monaten, wenn die Brüste zunehmend größer werden, bereitet ihre Massage auf das Stillen vor. Die Massage der Hüften trägt unter Einhaltung spezieller Positionen zur Lockerung des Beckens bei. In den letzten Wochen kann eine Massage der Füße mithilfe einer kleinen Schale (siehe Seite 44) die Auslösung der Wehen erleichtern.

Alles ist bereit

Alle während der Schwangerschaft durchgeführten ayurvedischen Anwendungen zielen hauptsächlich darauf ab, der Mutter und ihrem Baby in den neun Monaten Glück und Wohlbefinden zu schenken. Auf diese Weise sorgt man indirekt für eine leichte Geburt: Eine schwangere Frau, die regelmäßig massiert wurde, ist physisch wie psychisch gestärkt. Bei der Geburt selbst ist dann die Anwesenheit eines Masseurs nicht mehr erforderlich; er hat seinen Teil der Aufgabe bereits erfüllt.
Dafür sind nun die helfenden Hände des künftigen Vaters – oder eines anderen nahe stehenden Menschen – eine wertvolle Unterstützung. Durch seine Anwesenheit empfindet die Gebärende ein Gefühl von Nähe und Sicherheit.

IN DER FAMILIE

Die Schwangerschaft ist für den engsten Familienkreis eine Zeit goßer Intimität: So sind es Vater oder Mutter, die den Bauch auf sehr sanfte Weise massieren. Sind bereits Kinder vorhanden, so können sie mit dem Baby sprechen oder ihre Hand auf den Bauch der Mutter legen.

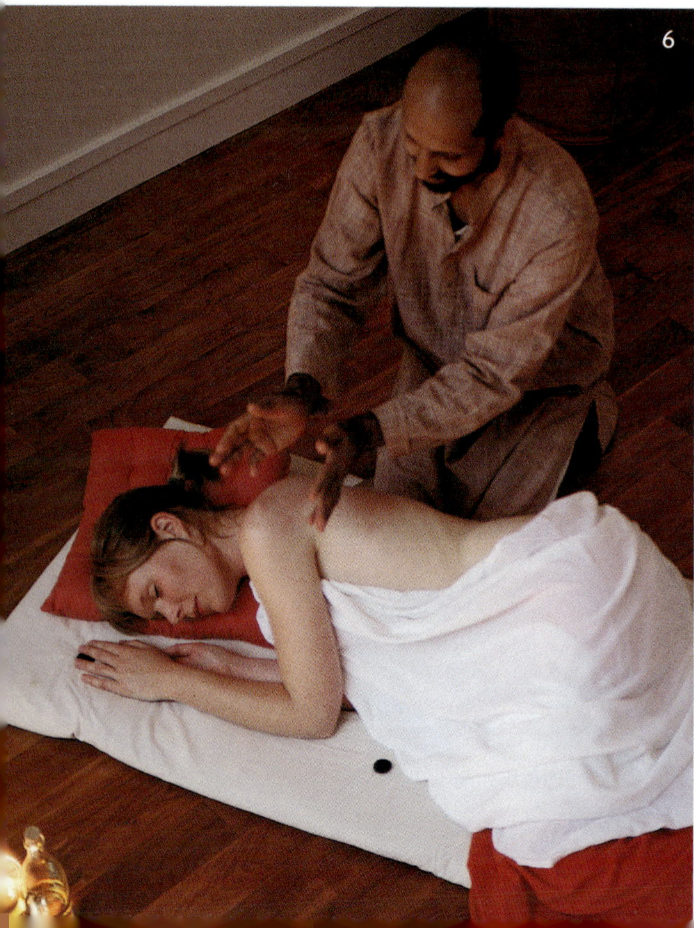

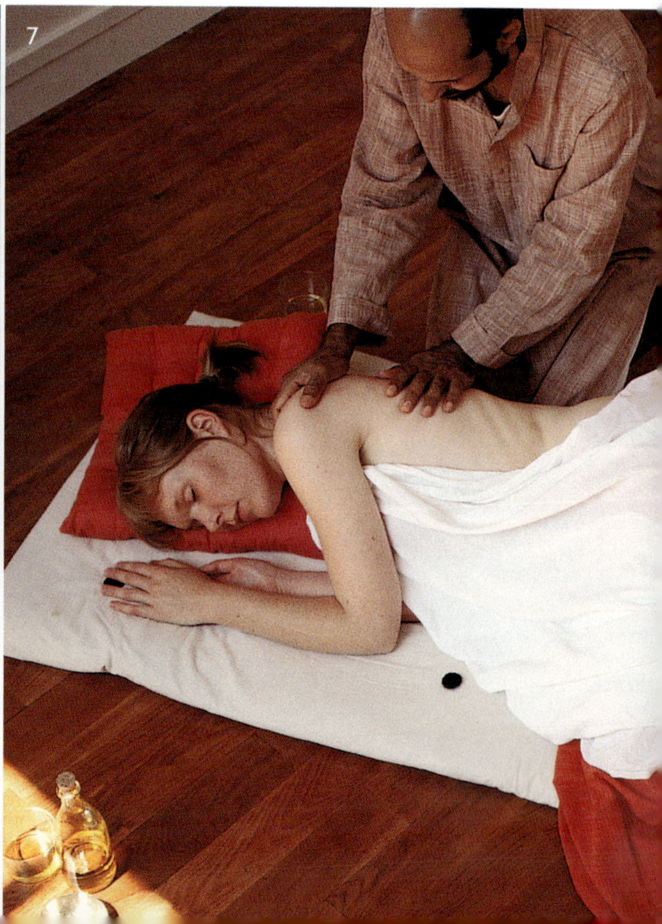

Den Elementen nahe sein

Neben den *doshas** sind die fünf Elemente zentraler Bestandteil der ayurvedischen Lehre: Raum/Äther, Luft, Feuer, Wasser und Erde. Wir stehen in permanentem, elementarem „Kontakt" zu diesen materiellen Bausteinen, die in ihrer unterschiedlichen Zusammensetzung die Individualität des Einzelnen ausmachen. Nutzen Sie ihn!

Meditieren Sie

Der Äther (*akasha**), das subtilste von allen Elementen, steht für Leere, das Fehlen jeglichen Widerstands und für spirituelle Energie. Meditieren Sie, lesen Sie Texte, die Sie inspirieren.

Atmen Sie reine Luft

Die wohltuende Wirkung des Elements Luft (*vayu**) ist durch den Atem und die Beherrschung der Tiefenatmung zugänglich. Machen Sie Spaziergänge in frischer, reiner Luft oder praktizieren Sie Atemübungen (*pranayama**) aus dem Yoga: Ihre Lebenskraft wird gestärkt, Ihr Geist angeregt. Durch die intensive Atmung können Sie Ihre Batterien wieder aufladen.

In der Sonne

Das Element Feuer (*agni**) beeinflusst auf positive Weise die Gefühle und löst Spannungen. Genießen Sie z. B. ein Kaminfeuer, schauen Sie in die Flamme einer Kerze, gehen Sie in der Sonne spazieren ...

Badefreuden

Wasser (*jala**) übt einen positiven Einfluss auf unsere Geisteshaltung aus; es regeneriert den Körper und spült die Unannehmlichkeiten des Alltags fort. Eine abendliche Dusche, ein Bad im Meer oder ein Fußbad in einem Bach sind eine unschätzbare Wohltat.

Erdverbundenheit

Der Kontakt mit dem Element Erde (*prithvi**) lässt negative Energien abfließen und hilft Ihnen dabei, Spannungen abzubauen. Unternehmen Sie zu diesem Zweck beispielsweise ausgiebige Spaziergänge in der freien Natur, widmen Sie sich der Gartenpflege, arbeiten Sie mit Ihren Händen ... Selbst wenn Sie lediglich Steine ins Wasser werfen, treten Sie bereits in Kontakt mit dem Element Erde.

FÜNF ELEMENTE, FÜNF ENERGIEN

Der ayurvedischen Lehre zufolge ist alles Energie. Das Element Äther ist die Energie von Raum und Kosmos, eine nicht fassbare, spirituelle, allgegenwärtige Energie. Indem sie sich verdichtet, wird sie, immer noch unsichtbar, zur Energie, die vom großen Element Luft ausgeht: Sie ist das, was uns umgibt, was beweglich, leicht, feinsinnig und transparent ist. Wenn sie sich noch weiter verdichtet, wird sie zur Energie des Feuers: Das ist die Energie des Lichts, aufsteigend, sichtbar aber unantastbar, heiß, strahlend und glänzend. Dann kommt das Element Wasser zum Vorschein: Seine Energie ist flüssig, man sieht sie und kann sie berühren, aber sie hat noch keine eigene Form und nimmt die Form dessen an, was sie ausfüllt. Sie bleibt beweglich, kühl, schwer. Sie ist absteigend. Schließlich manifestiert sich das Element Erde: Das ist die Materie, das Stabile, die Struktur; es ist auch die Unbeweglichkeit, die Trägheit oder die potenzielle Energie.

Eine Yogasitzung mit Ihrem Baby

Yoga ist eine aus dem alten Indien stammende, umfassende Disziplin, zu deren bekanntesten Praktiken die Körperstellungen (*asanas**) sowie die Atemübungen (*pranayama**) gehören. Yoga stärkt Körper und Geist gleichermaßen. Einige einfache Übungen können Sie zusammen mit Ihrem Baby durchführen: Dafür reicht eine Viertelstunde, und Sie werden beide von der wohltuenden Wirkung profitieren.

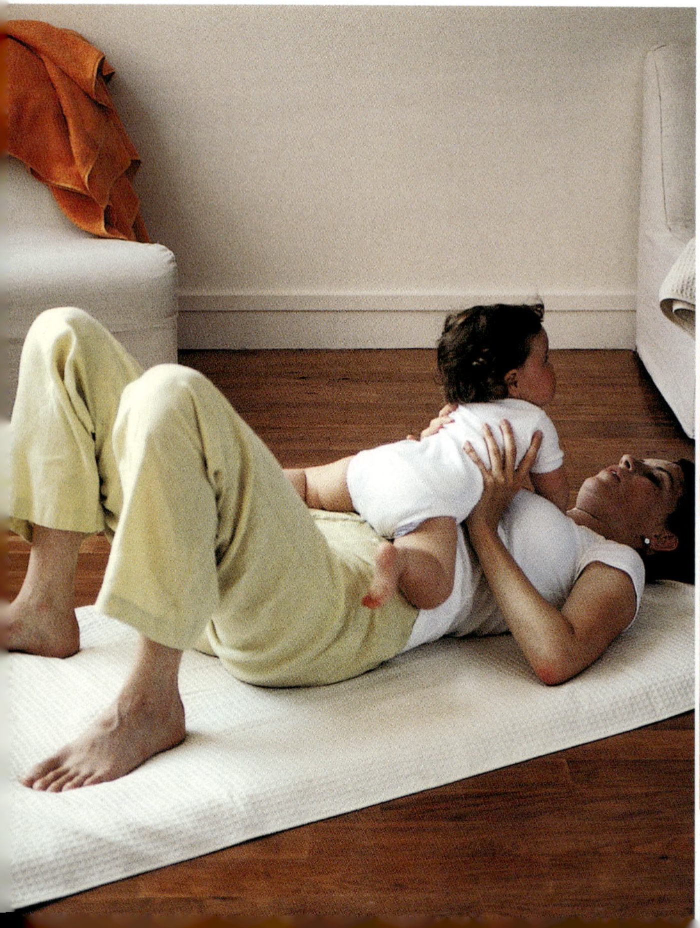

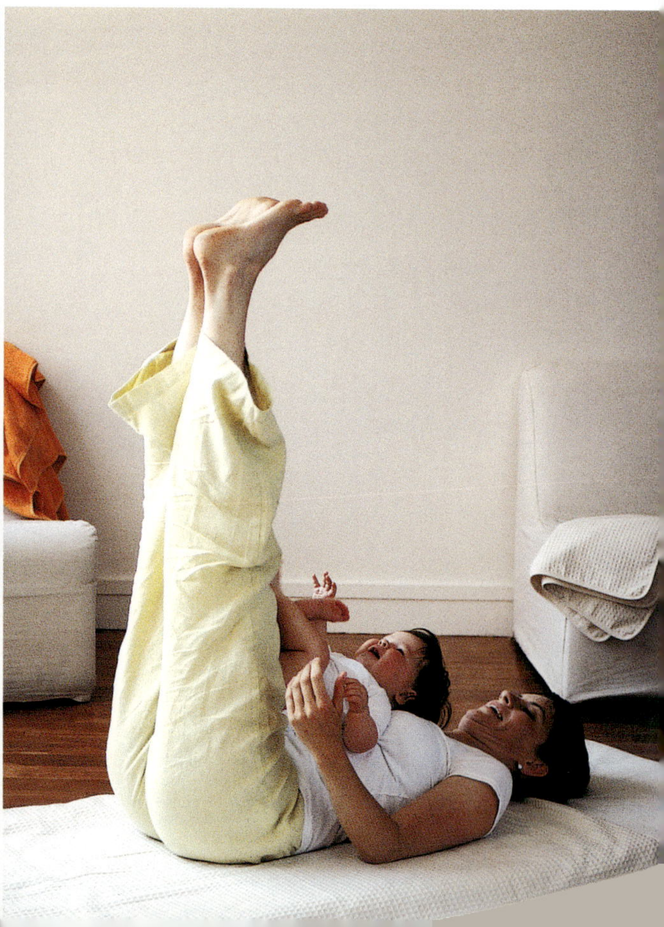

Ihr Baby liegt auf Ihrem Bauch

Legen Sie sich auf den Rücken, die Beine angewinkelt, die Fußsohlen auf dem Boden. Legen Sie sich Ihr Baby auf den Bauch, und halten Sie es mit beiden Händen **1**. Schließen Sie die Augen, und werden Sie sich langsam Ihrer Bauchatmung bewusst: Beim Einatmen hebt sich Ihr Bauch sanft, beim Ausatmen senkt er sich leicht und wiegt Ihr Baby im regelmäßigen Rhythmus Ihres Atems.

Ihr Baby liegt auf Ihrer Brust

Legen Sie sich Ihr Baby mit dem Rücken auf den Brustkorb. Heben Sie nun beide Beine senkrecht nach oben, und bleiben Sie für einige Augenblicke in dieser Position **2**. Sie werden spüren, wie Sie leichter werden. Dann beugen Sie die Beine und ziehen die Knie zu Ihrer Brust hin. Spreizen Sie die Beine dabei so weit, dass Ihre Brüste und das Baby nicht gedrückt werden **3**. Halten Sie Ihre Knie mit Ihren Händen, und wiegen Sie sich sanft nach rechts und links: Diese Bewegung massiert Ihren Rücken, Ihre Lenden und Ihr Kreuzbein, und Ihr Baby kann das Wiegen genießen. Lassen Sie Ihre Beine wieder los, halten Sie Ihr Baby an den Füßchen, und stellen Sie Ihre Fußsohlen auf den Boden. Achten Sie bewusst auf Ihre Atmung. Diese Übung führt zu einer guten Entspannung des unteren Rückens.

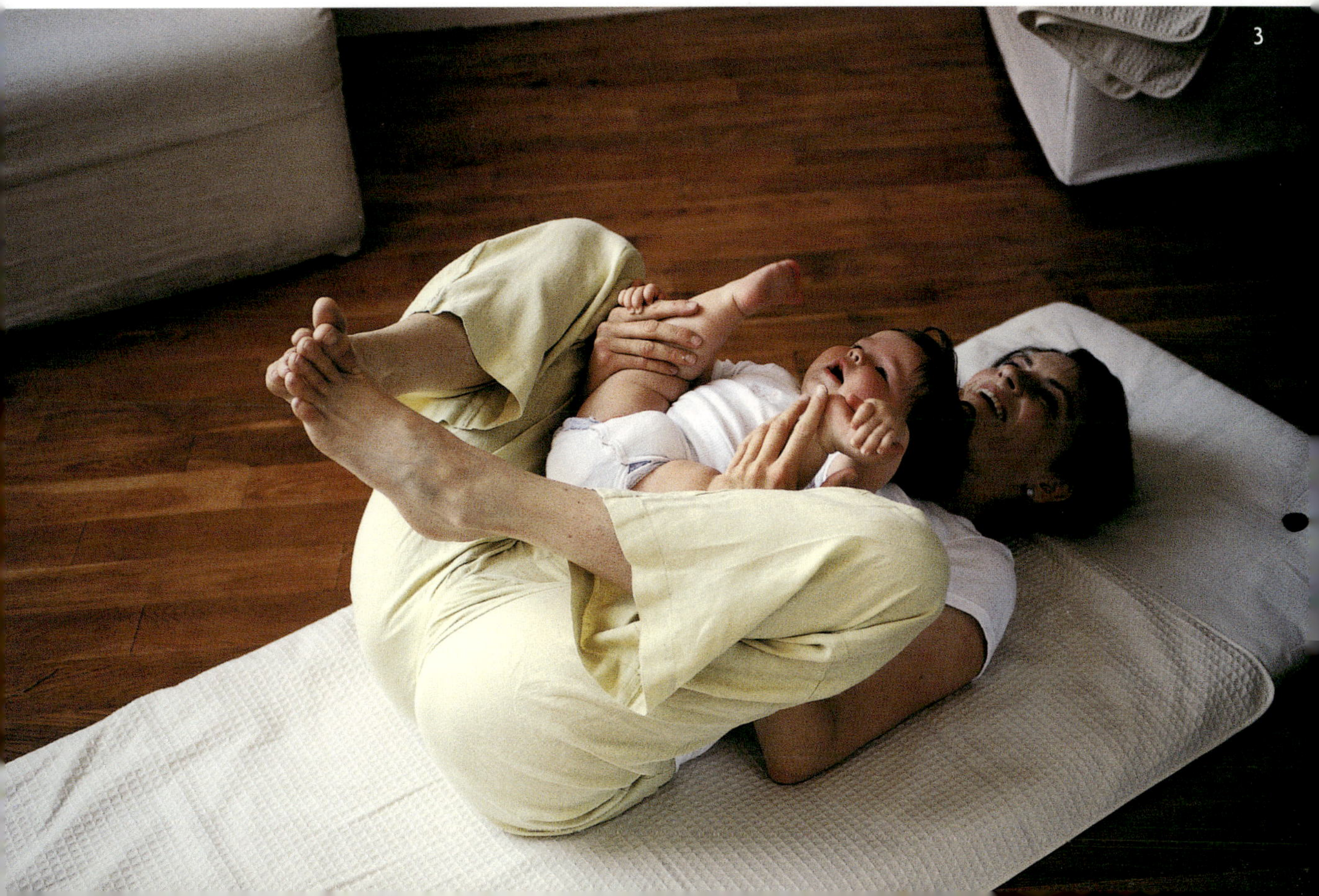

3

Ihr Baby liegt auf Ihren Beinen

Nehmen Sie Ihr Baby wieder in die Arme, und richten Sie sich zum Sitzen auf. Wenn Ihre Muskulatur nach dem Liegen noch schwach ist, schonen Sie Ihren Rücken, und gehen Sie vorsichtig über die Seite hoch. Legen Sie dann Ihr Kind so auf Ihre ausgestreckten, aneinander liegenden Beine, dass es mit dem Gesicht zu Ihnen schaut. Ihr Becken ist leicht nach vorne gekippt, und Sie sitzen auf den Beckenknochen. Heben Sie nun beim Einatmen die Arme senkrecht nach oben. Legen Sie beide Handflächen aneinander, strecken Sie Ihre Wirbelsäule, ohne Ihre Schultern dabei zu heben oder anzuspannen **4**, und lassen Sie dann die Arme mit der Ausatmung sinken. Wiederholen Sie diese Übung dreimal, und stimmen Sie dabei die Atmung auf Ihre Bewegungen ab. Durch diese Übung wird die Wirbelsäule gestreckt.

Ihr Baby liegt unter Ihnen

Gehen Sie in den Vierfüßlerstand, die Hände in Schulterbreite und die Beine hüftbreit auseinander. Legen Sie Ihr Baby auf den Boden, zwischen Ihre Hände. Atmen Sie schrittweise ein: Ihr unterer Rücken geht ins Hohlkreuz, Sie spüren, wie sich die Bewegung bis zu den Halswirbeln fortsetzt, bis sich zuletzt Ihr Kopf aufrichtet **5**. Atmen Sie dann langsam wieder aus: Achten Sie bewusst auf den unteren Rücken und das Kippen des Beckens; machen Sie einen runden Rücken bis zum Katzenbuckel, und rollen Sie langsam den Nacken ein, das Kinn zeigt zum Brustbein **6**. Machen Sie mehrere Durchgänge, und atmen Sie dabei synchron zur Rückenbewegung. Nehmen Sie die Massagewirkung auf den gesamten Rücken und die Biegsamkeit Ihrer Wirbelsäule wahr, und schauen Sie dabei Ihr Baby an.

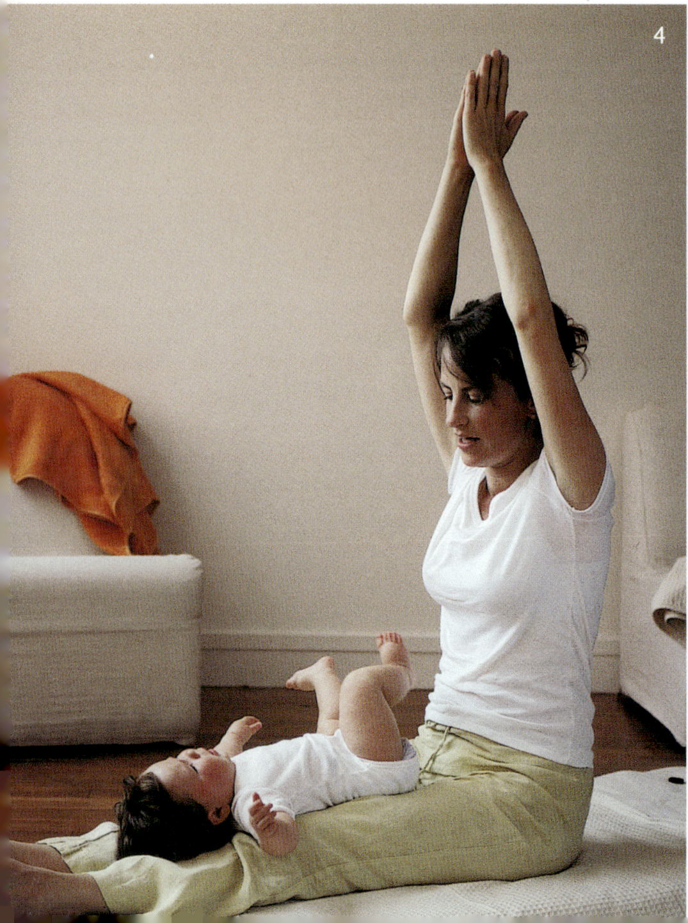

4

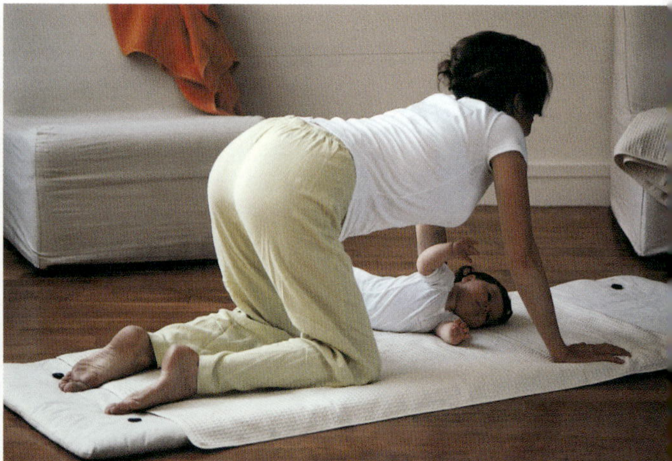

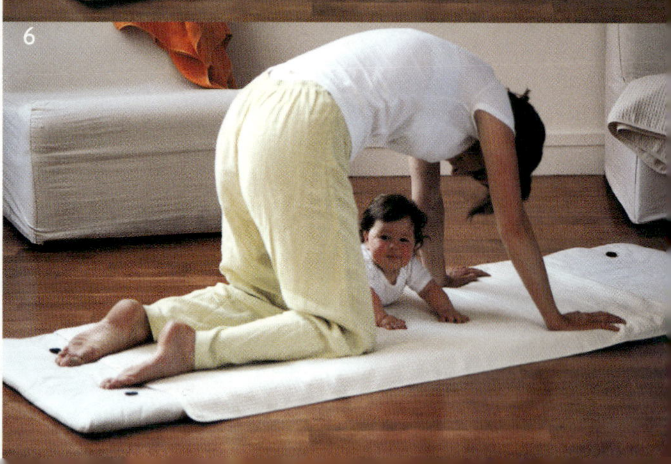

6

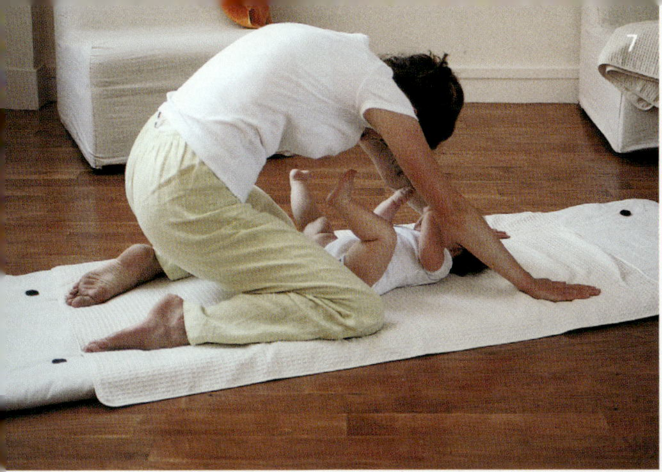

7

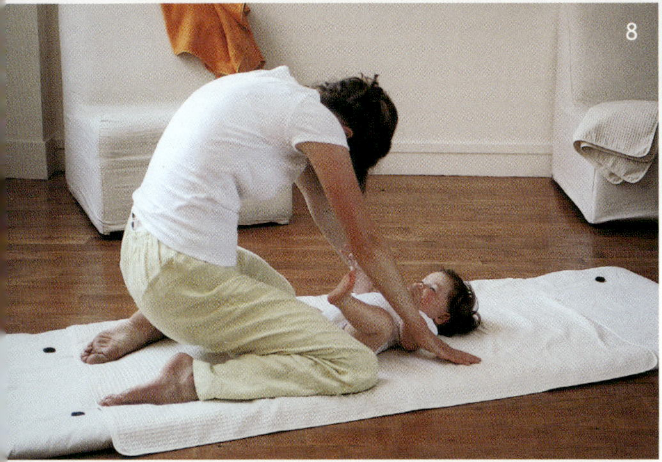

8

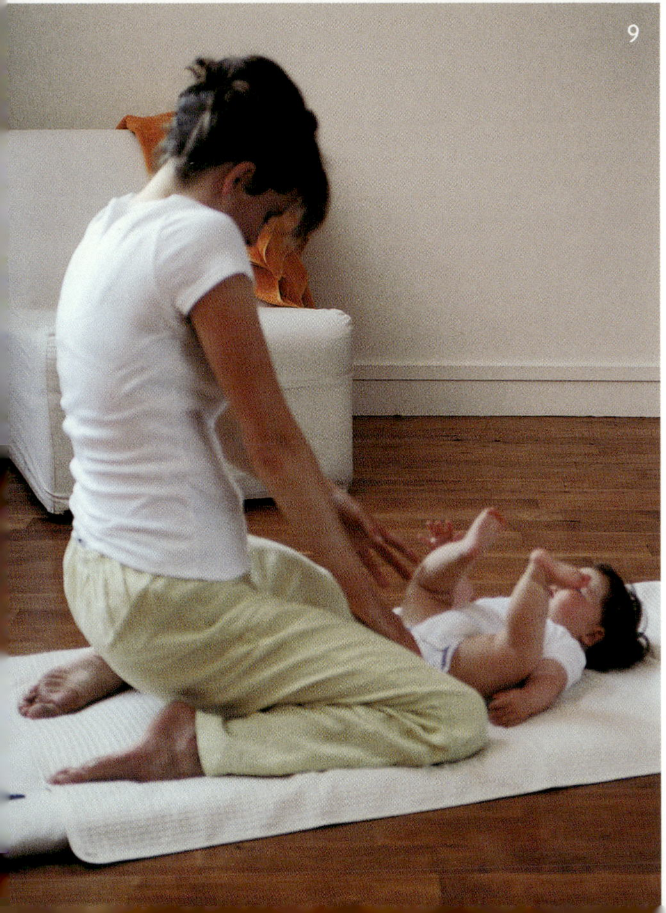

9

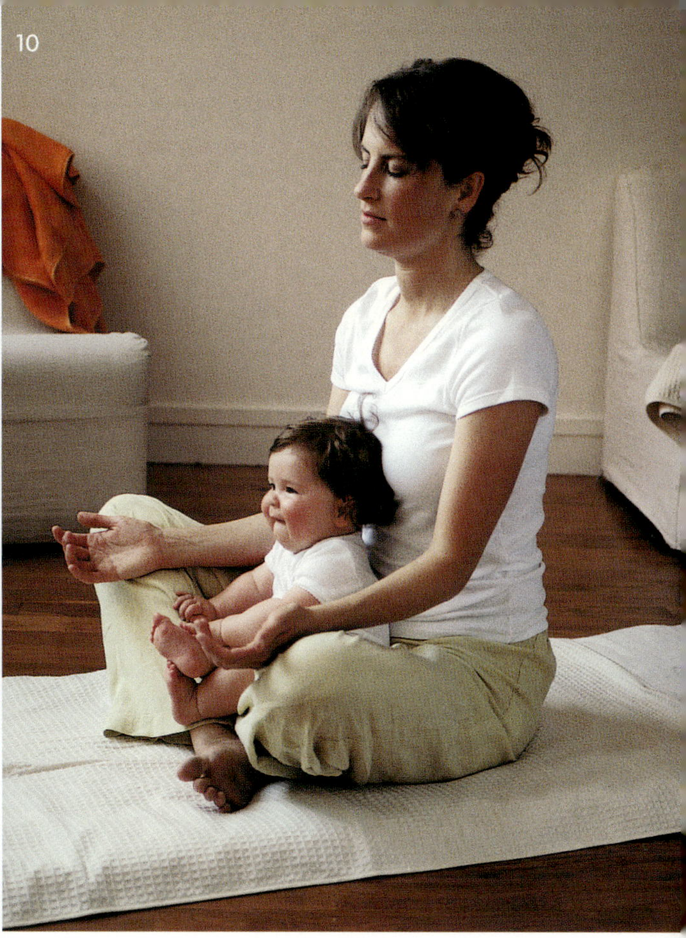

10

Strecken Sie sich

Führen Sie nun die Gegenbewegung zur vorhergehenden Übung aus: Wieder ausgehend vom Vierfüßlerstand, setzen Sie sich langsam nach hinten auf Ihre Fersen und dehnen auf diese Weise Ihren Rücken; Ihr Gesicht berührt dabei leicht Ihr Baby. Die Hände bleiben bis zu diesem Teil der Übung vor Ihnen auf dem Boden. Richten Sie sich nun ganz langsam, Wirbel für Wirbel, auf **7–8–9**.

Im Schneidersitz

Setzen Sie sich in den Schneidersitz, und suchen Sie sich eine möglichst bequeme Position; Ihr Baby ruht auf Ihren gekreuzten Beinen. Schließen Sie die Augen, und achten Sie darauf, wie der Atem durch die Nase ein- und ausströmt; spüren Sie die Kühle der Luft bei der Einatmung und ihre Wärme bei der Ausatmung. Dann öffnen Sie langsam die Augen **10**.

Tiefenentspannung

Nach der Geburt sind Körper und Geist einer jungen Mutter oft erschöpft und brauchen Ruhe und Entspannung. Die wohltuende Wirkung der jahrtausendealten, wissenschaftlich fundierten Tiefenentspannug, das *yoga nidra**, kann während dieser speziellen Phase sehr hilfreich sein; benötigen Sie doch alle Kraft und Energie, um Ihrem Kind die Pflege und Aufmerksamkeit zu geben, die es verlangt.

Die Grundhaltung

Legen Sie sich zunächst bequem auf den Boden, Ihr Baby neben sich. Wählen Sie einen Moment der Ruhe, in dem Sie mit Ihrem Kind ganz allein sind; es wird selbst auch von dieser Auszeit profitieren, kann sich ausruhen oder sogar einschlafen. Strecken Sie Arme und Beine etwa hüftbreit aus; die Handflächen zeigen nach oben: So befinden Sie sich in der Entspannungsposition (*shavasana**). Wenn Sie Verspannungen im unteren Rücken spüren, winkeln Sie die Beine leicht an, und stellen Sie die Fußsohlen auf den Boden; drücken Sie den unteren Rücken gegen den Boden, und richten Sie Ihren Kopf in der Verlängerung der Wirbelsäule aus. Schließen Sie die Augen, atmen Sie tief ein, und geben Sie beim Ausatmen das Körpergewicht an den Boden ab.

Atmen Sie tief und gleichmäßig

Lassen Sie Ihren Atem tief und natürlich fließen, und versuchen Sie nicht, ihn in irgendeiner Weise zu kontrollieren. Finden Sie Ihren eigenen Rhythmus, und spüren Sie, wie sich Ihre Muskeln und Sehnen zunehmend lockern; dabei bleiben Sie vollkommen regungslos liegen. Nähern Sie sich ganz bewusst Schritt für Schritt dem Schlafzustand, ohne währenddessen einzuschlafen.

Wählen Sie einen Vorsatz

Jetzt können Sie innerlich einen positiven Gedanken formulieren. In diesem Zustand tiefen Bewusstseins gefasst, wird er Ihnen helfen, etwas in Ihrem Körper oder Charakter zu verändern oder zu verbessern, wird er Ihnen ermöglichen, zu mehr Ruhe, Freude und Liebe zu gelangen. Diese positive Formel kann Ihr Kind betreffen, einen Angehörigen, die gesamte Menschheit oder Sie selbst.

Wiederholen Sie die von Ihnen gewählte Affirmation, die Sie in sich tragen wollen. Hier einige Beispiele: „Ich werde jeden Tag ruhiger, und mein Baby wächst in Harmonie heran" oder „Meine Ruhepause wirkt belebend, und ich fühle mich immer ausgeruhter und kräftiger, um mich um mein Kind zu kümmern."

Wandern Sie durch Ihren Körper

Sie werden jetzt gedanklich und ganz bewusst eine Reise durch Ihren Körper unternehmen und versuchen, sich jedes einzelnen Körperteils bewusst zu werden, ohne dass Sie sich dabei bewegen: Sie spüren ganz bewusst den großen Zeh Ihres rechten Fußes, dann den zweiten, dritten, vierten und fünften Zeh rechts, den rechten Knöchel, die Wade, das Knie, den Oberschenkel und die Gesäßbacke, dann die Hüfte, die Seite bis zu den Achseln, die Schulter, den

Arm, den Ellenbogen, den Unterarm, das Handgelenk, die Hand und jeden einzelnen Finger – den Daumen, den Zeigefinger, den Mittelfinger, den Ringfinger und den kleinen Finger. Werden Sie sich Ihrer gesamten rechten Seite bewusst. Gehen Sie bei der linken Seite genauso vor: Konzentrieren Sie sich nun auf Ihren linken Fuß, jeden einzelnen Zeh, das Fußgelenk, die Wade, das Knie, den Oberschenkel, die Gesäßbacke, die Hüfte, die Seite bis zur Achsel, die Schulter, den Oberarm, den Ellenbogen, den Unterarm, das Handgelenk, die Hand und jeden einzelnen Finger – den Daumen, den Zeigefinger, den Mittelfinger, den Ringfinger und den kleinen Finger. Machen Sie sich gezielt Ihre linke Körperpartie bewusst. Nehmen Sie dann Ihre beiden Körperhälften gleichzeitig wahr.

Rücken, Nacken und Gesicht

Spüren Sie bewusst in Ihren gesamten Rücken hinein: Den unteren, den mittleren und den oberen Rücken, die beiden Schulterblätter und das Gesäß. Ihr Rücken liegt ganz locker auf dem Boden. Nehmen Sie Ihren Nacken wahr, das Gewicht Ihres Kopfes, Ihren Scheitel, lassen Sie die Muskeln in Ihrem Gesicht los, entspannen Sie die Augen unter den Lidern, die Nase, die beiden Nasenöffnungen, achten Sie auf die Luft, die gleichmäßig durch Ihre Nasenlöcher ein- und ausströmt – einatmen, ausatmen, einatmen, ausatmen … Spüren Sie anschließend den Bereich um Ihren Mund, das Kinn, den Hals, die Brust und schließlich Ihr Herz. Sie werden an dieser Stelle sofort die große Wärme fühlen; meditieren Sie über die unendliche „Weite" Ihres Herzens.

Der ganze Körper

Werden Sie sich Ihres Körpers in seiner Gesamtheit bewusst. Lenken Sie dazu nach und nach Ihre Aufmerksamkeit auf Ihre Atmung – langsam, natürlich und tief –, und nehmen Sie dann Ihren ganzen Körper wahr, sein Gewicht auf dem Boden, atmen Sie schließlich tief ein und sehr lange wieder aus.

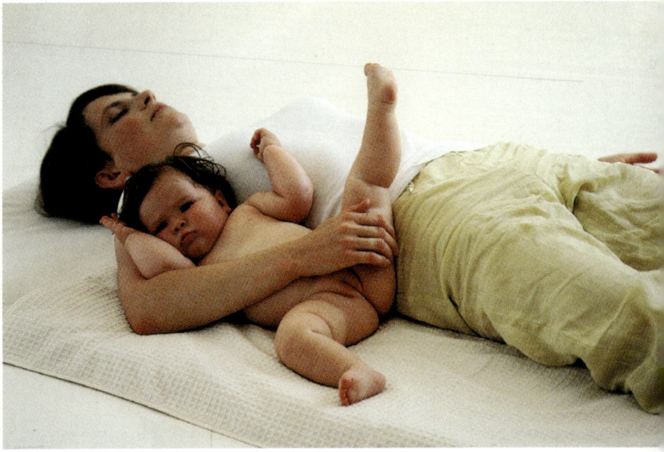

Das Ende der Sitzung

Richten Sie Ihre Aufmerksamkeit langsam wieder von Ihrem Innern weg, auf die Außenwelt: Bewegen Sie die Zehen- und Fingerspitzen, den Kopf, gähnen Sie, achten Sie auf Ihre Position und die Ihres Babys an Ihrer Seite. Öffnen Sie langsam die Augen, und setzen Sie sich auf. Spüren und genießen Sie Ihre neue Energie, und strecken Sie sich in aller Ruhe.

WAS IST *YOGA NIDRA**?

Yoga sorgt bei Körper und Geist für Harmonie, für die Vereinigung unserer unterschiedlichen Energien, um zu unserem ureigenen Gleichgewicht zu gelangen; es ist der Weg zu einem höheren Bewusstsein. *Nidra* ist der Name der Göttin des Schlafes. *Yoga nidra** ist der bewusste Schlaf der Yogis, die Kunst, den Bewusstseinszustand zu ändern, sich immer tiefer zu entspannen und sich auf dem Grat zu halten, der den Wachzustand vom Schlaf trennt; es ist die Kunst, an der Grenze zum Schlaf zu bleiben; es ist die Herrschaft über den Schlaf. Diese vollkommene Ruhepause wirkt belebend, Müdigkeit verschwindet, Gedanken kommen zur Ruhe, dunkle Gedanken verfliegen, es bleiben nur Konzentration und Wachsamkeit. *Yoga nidra** ist eine ausgezeichnete Übung für jeden und für alle Momente im Leben.

Selbstmassage und Fußmassage

Sich selbst zu massieren ist ausgesprochen angenehm, und vor allem lässt sich diese Form der Massage jederzeit ganz einfach durchführen. Gönnen Sie sich diese „Aufmerksamkeit“ unbedingt ab und zu. Wenn möglich, lassen Sie sich auch mit einer Fußmassage verwöhnen: Sie stellt eine ausgezeichnete Möglichkeit dar, um zu entspannen und fehlende Energie zu erneuern.

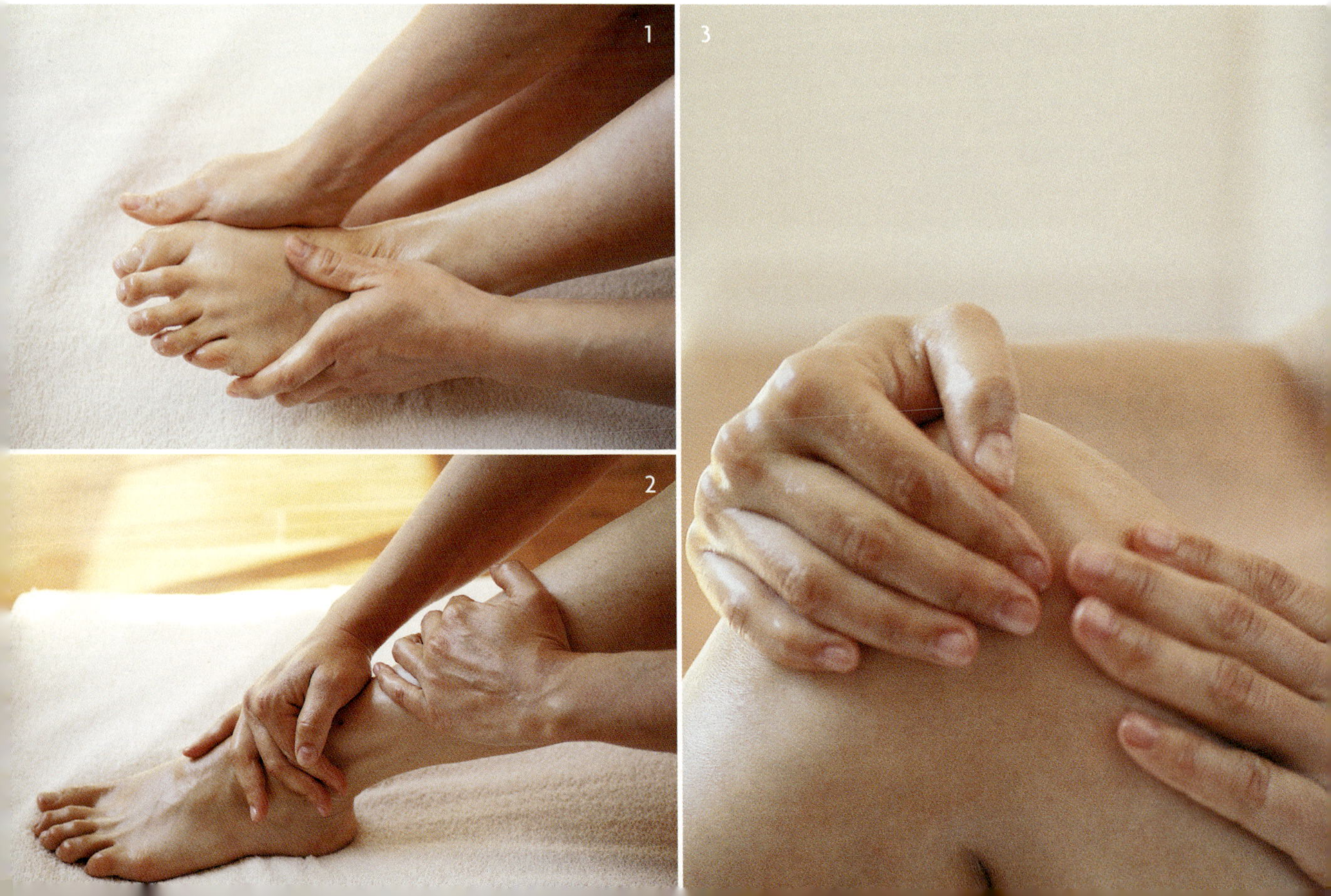

Zeit nur für Sie selbst

Nehmen Sie sich einige Minuten ausschließlich für sich selbst Zeit – vor oder nach der Dusche oder dem Bad. Machen Sie es sich in einem angenehm temperierten Raum auf dem Boden bequem. Geben Sie einen Tropfen lauwarmes Sesamöl in Ihren Nabel und in Ihre Nasenlöcher sowie auf jede Zehe und jeden Finger. Massieren Sie jede Zehe, eine nach der anderen, mit dem Schwerpunkt auf Nägeln und Ballen. Bei den Fingern gehen Sie genauso vor. Anschließend ölen Sie Ihre Gelenke: Knöchel, Knie, Hüften, Schultern, Ellenbogen, Handgelenke und Nacken; massieren Sie mit sanften, kreisenden Bewegungen. Wenn Sie noch ausreichend Zeit haben (ca. 20 Min.), massieren Sie Ihren gesamten Körper mit Öl: Beine, Gesäß, unteren Rücken, oberen Rücken (so weit wie möglich), Arme, Bauch und Brust; den Abschluss bilden Hals, Gesicht und Kopf. Die Bewegungen dürfen hier ruhig etwas dynamischer sein.

Versuchen Sie, das lauwarme Öl in jede Pore Ihrer Haut eindringen zu lassen. Erforschen Sie jeden Teil Ihres Körpers, eventuell mit geschlossenen Augen, und erspüren Sie die Erhebungen, die Struktur und die Temperatur Ihrer Haut ebenso wie die schmerzhaften Stellen …

Genießen Sie diesen Moment, in dem Ihr Körper nur von Luft umschlossen wird und Ihre nackte Haut atmen kann. Achten Sie darauf, dass Ihnen warm genug ist, strecken Sie sich zum Schluss gründlich, und ruhen Sie sich anschließend aus.

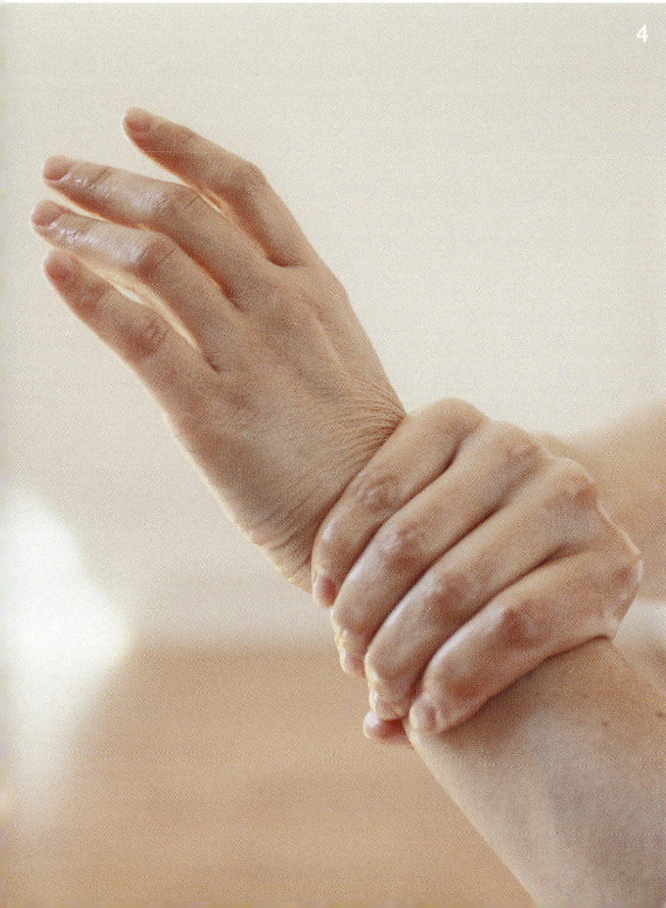
4

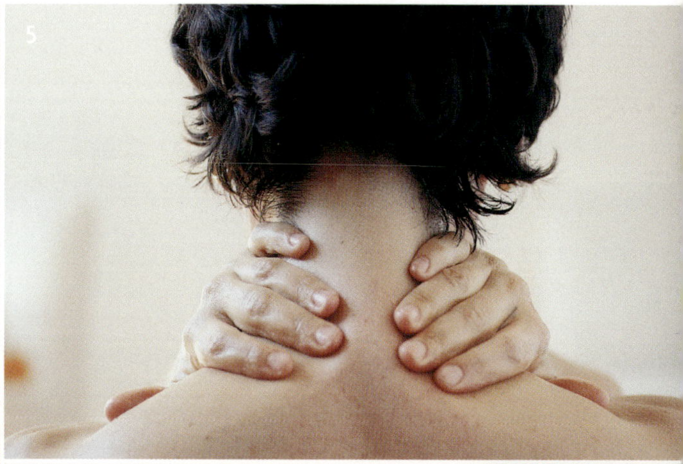
5

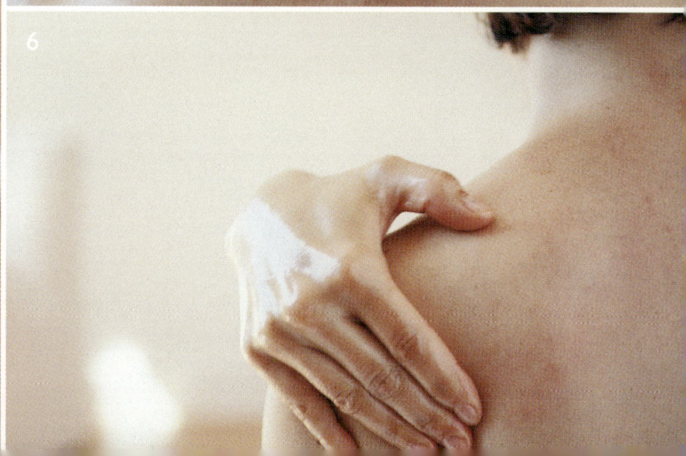
6

Gönnen Sie sich eine Fußmassage

Die Fußmassage sollte nach Möglichkeit mit einem *kansu** durchgeführt werden: Dabei handelt es sich um eine kleine Schale, die aus einer Legierung von fünf Metallen besteht und die speziell zum Massieren der Füße verwendet wird. Darüber hinaus benötigt man für diese Massage, die alle Reflexzonen des Körpers anspricht und das Element Feuer ausgleicht, *ghee** – geklärte Butter.

Der Masseur bestreicht den Fuß mit *ghee** und lockert ihn ein wenig, indem er die Fußsohle, die Gelenke und die Zehen massiert **1–2**. Dann setzt er den *kansu** auf die Fußsohle und zieht damit kleine Kreise, „Unendlichkeitszeichen" (∞) und gerade Linien; auf diese Weise – mit lediglich wechselndem Druck und unterschiedlicher Intensität – bearbeitet er den ganzen Fuß. Diese Behandlung dauert pro Fuß mindestens zehn Minuten, wobei der Kontakt zwischen der Schüssel und dem Fuß der massierten Person zu keiner Zeit abbricht **3–4**. Diese Art des Kontakts ist einzigartig und außergewöhnlich sanft, besitzt aber dennoch eine sehr starke Wirkung: Die Qualität des Schlafs verbessert sich, die Augen sind ausgeruht und der Körper entspannt.

Achtung: Diese Massage darf nicht bei schwangeren Frauen und kleinen Kindern durchgeführt werden.

AB DREI JAHREN

In Indien massieren die Kinder ab dem Alter von drei oder vier Jahren die Füße ihrer Eltern oder Großeltern, während diese ihnen Geschichten, Märchen oder Legenden erzählen oder sie in die heiligen Schriften einführen.

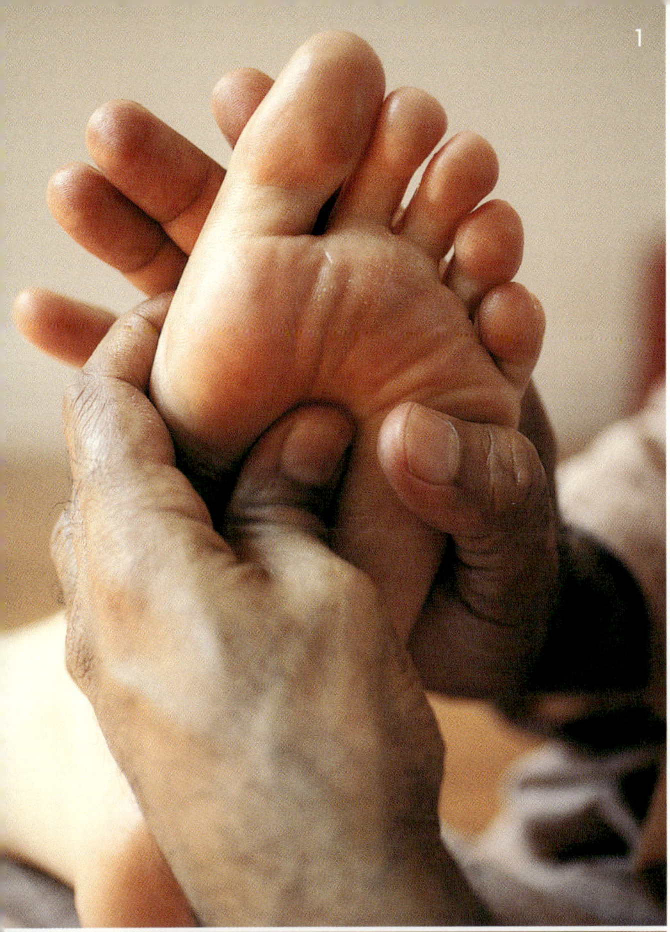
1

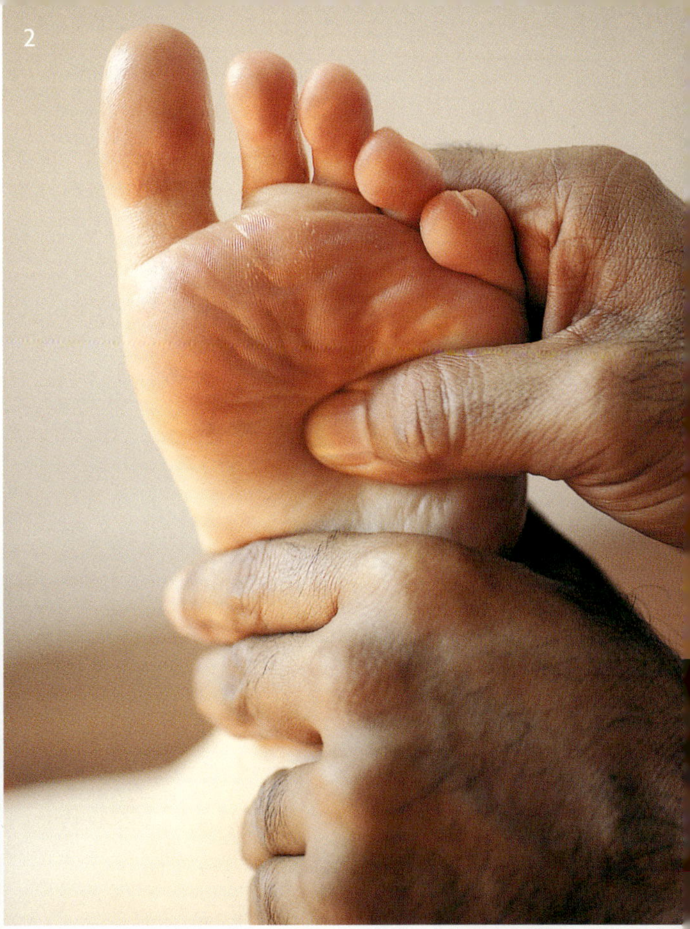
2

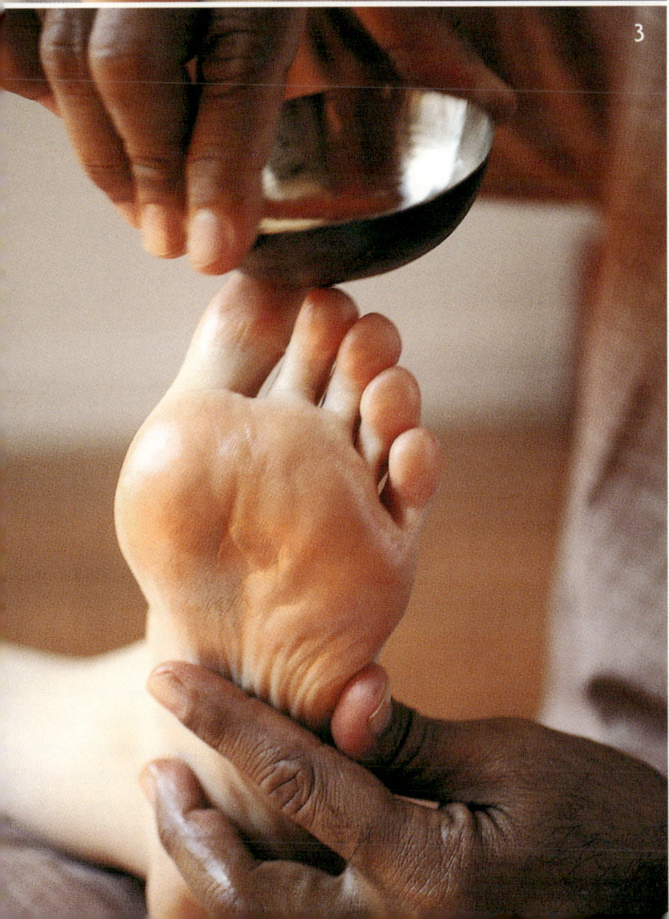
3

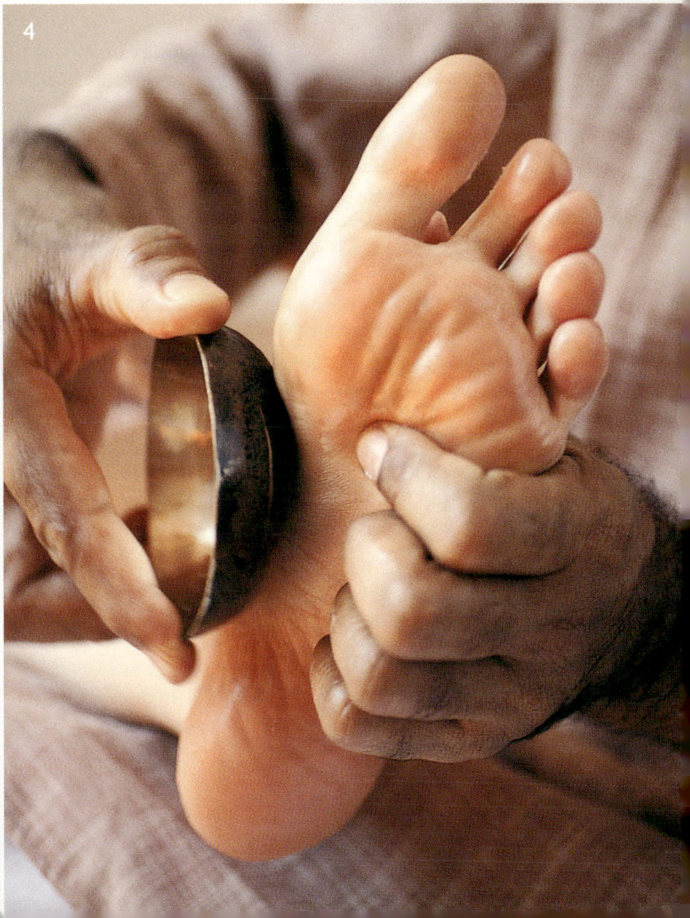
4

Vor dem Start

Eine Familiengeschichte

Innerhalb einer Familie kann jeder, nicht nur die Mutter, das Baby massieren: Der Vater ist hier ebenso selbstverständlich willkommen wie die Geschwister oder die Großeltern.

Der Platz für den Papa

Bei der Babymassage geht es in erster Linie um den Austausch von Zärtlichkeit und Liebe; sie stellt für den Vater eine Möglichkeit dar, seinem Kind durch den Kontakt seiner Hände und den Klang seiner Stimme Nähe und Geborgenheit zu schenken. Aber wie für seine Anwesenheit während der Geburt sollte dies keine Verpflichtung sein: Jeder Vater füllt seine Rolle auf die ihm eigene Weise aus; wichtig ist, dass er für sein Kind auf irgendeine Art präsent ist. Während sich manche Väter begeistert an der Massage beteiligen und sich manchmal einfühlsamer zeigen als ihre Partnerin, bleiben andere auf Distanz. Ein Versuch lohnt sich in jedem Fall!

Beziehen Sie die Geschwister ein

Für Bruder oder Schwester ist es sehr wichtig, dass sie in das neue Trio Papa/Mama/Baby integriert werden. Dass sie zuschauen, helfen, teilhaben: Die Massage ist eine Gelegenheit, mit dem neuen, kleinen Geschwisterchen spielerisch umzugehen, es so näher kennen zu lernen und eine Beziehung zu ihm zu entwickeln. Sie ist auch die Gelegenheit, sie ihren Platz in der Familie verstehen zu lassen, und ihnen zu zeigen, dass ihre Anwesenheit wertvoll ist und man ihnen weiterhin Aufmerksamkeit und Liebe schenken wird. Größere Kinder lernen die Massagegriffe in der Regel sehr schnell und versuchen sich zunächst oft am liebsten an ihrer Puppe oder an der Mutter.

Eine große Familie

Auch die Anwesenheit der Großeltern ist wichtig. Die Massage bietet hier die Möglichkeit zu einem vielfältigen und zärtlichen Austausch, zu einem gegenseitigen Sichöffnen und -kennenlernen und erweist sich somit als ideale Chance für ein verständnisvolles Miteinander der Generationen. Die anderen Familienmitglieder – wie Tante oder Cousine – können das Baby ebenfalls massieren, sofern sie ein gutes Verhältnis zum engen Familienkreis haben, von den Eltern geschätzt und vom Baby angenommen werden.

UNTERSTÜTZUNG VON AUSSEN?

Bevor sie sich selbst an die Massage ihres Babys heranwagen, halten es manche Eltern für besser, ihr Kind einem professionellen Masseur anzuvertrauen. Wie groß die Erfahrung des Praktizierenden aber auch sein mag: Niemand kann die Familie in Bezug auf die ayurvedische Massage – so wie sie in diesem Buch vorgestellt wird – ersetzen: Die indische Massage des Babys ist keine therapeutische Maßnahme, sondern Ausdruck der zärtlichen Liebe zwischen den Eltern und ihrem Kind.
Anders verhält es sich natürlich mit medizinisch indizierten Massagen, wenn das Kind aus gesundheitlichen Gründen den Händen eines Arztes, eines Krankengymnasten oder eines Osteopathen anvertraut wird. In diesem Fall sollten die Eltern einen Arzt wählen, der möglichst ihre Vorstellungen von Berührung und Umgang mit dem Kind teilt.

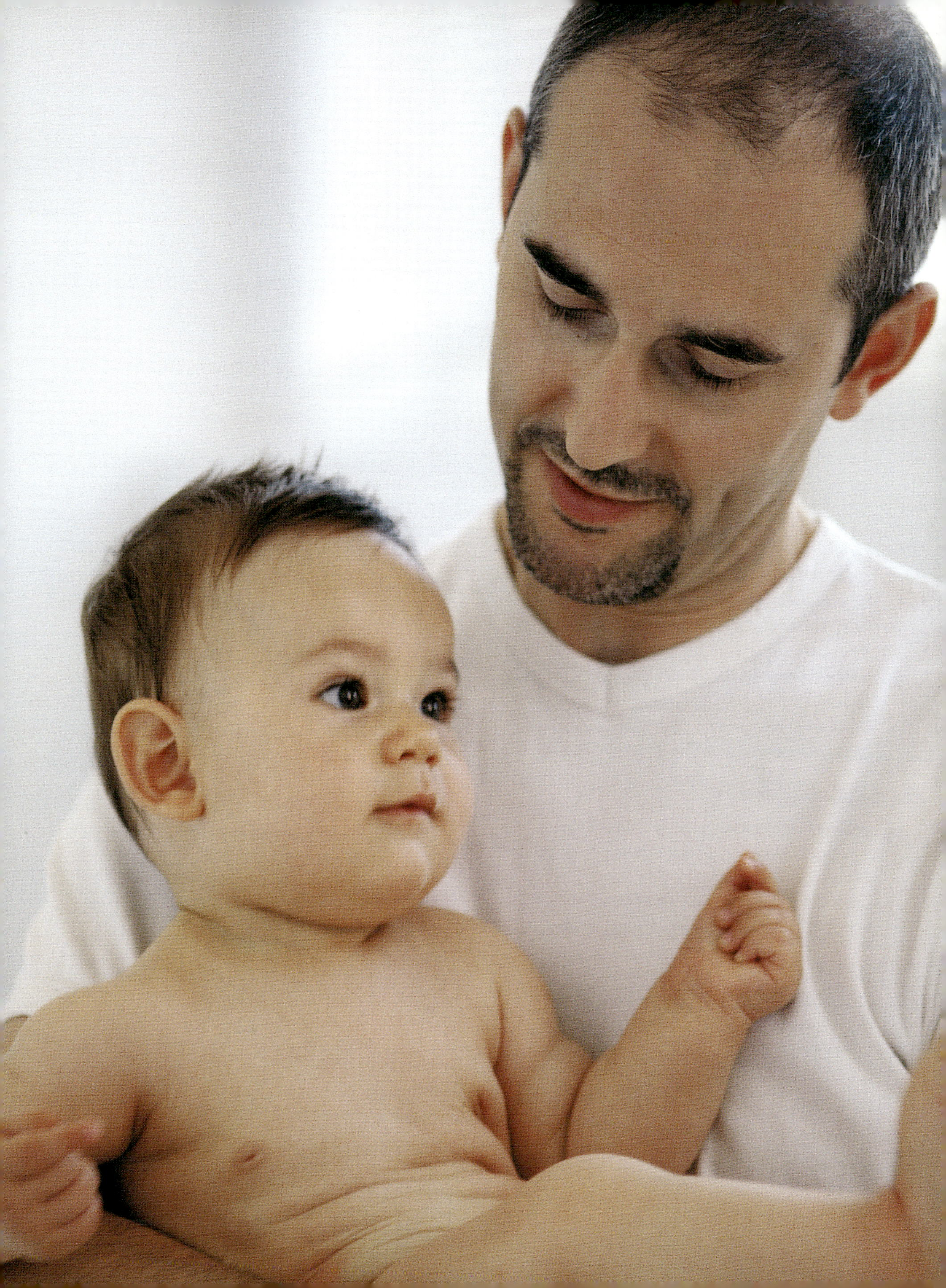

Momente der Entspannung

Ganz wesentlich für eine gute Babymassage ist die mentale Verfassung der Person, die sie durchführt – egal, ob nun Mutter oder Vater. Findet sie in einer ruhigen und freudigen Atmosphäre statt, so ist jeder Augenblick ein Geschenk für das Kind. Legen Sie daher vor Beginn der Massage unbedingt eine Pause ein, um ein wenig Abstand zum oft sehr hektischen Tagesgeschehen – Büroalltag, Einkäufe, Haushalt – zu gewinnen und sich ganz entspannt auf die „Zweisamkeit" einzustellen.

Eine Frage von Vertrauen ...

Für die indische Frau ist die Massage seit Generationen fester Bestandteil des täglichen Lebens: So erhält sie selbst von frühester Kindheit an Massagen, später anlässlich ihrer Hochzeit und während ihrer Schwangerschaft; und sie hat ihre Mutter wie auch ihre Großmutter als Vorbilder und „Lehrerinnen".
Westliche Frauen, die lernen möchten, ihr Baby richtig zu massieren, haben bis zum Zeitpunkt ihrer Mutterschaft häufig nur wenig eigene Erfahrungen mit Massagen gesammelt; manch einer jungen Mutter erscheint es daher beispielsweise schwierig, die passenden Griffe zu finden, oder sie ist unsicher, wie intensiv die Massage sein darf. Letztlich kann aber jede Mutter der ihr eigenen Intuition und ihrem Gefühl für das Baby vertrauen. Dieses Vertrauen und ein geduldiger, aufmerksamer Umgang mit dem Kind werden ihre natürlichen Fähigkeiten automatisch wecken – selbst wenn sie augenblicklich noch in ihrem Innersten verborgen zu sein scheinen.

... und Zeit

Ideal ist es, wenn sich Mutter oder Vater ausreichend Zeit nehmen, um sich bewusst auf die Massage ihres Babys einzustimmen: mit Atemtechniken, ruhiger Musik, Entspannungsübungen, einem Augenblick der Stille und inneren Einkehr.
Auch der „Kontakt" zu den fünf Elementen ist ebenso wichtig wie hilfreich (siehe Seite 35). Unternehmen Sie also einen Spaziergang, stellen Sie einen Blumenstrauß zusammen, genießen Sie ein wohl temperiertes Bad, oder nehmen Sie sich ein wenig Zeit für die Schönheitspflege. Sie können sich auch selbst eine Massage gönnen (siehe Seite 42–45).
Mit der Zeit wird gewiss jeder für sich herausfinden, was ihm in diesem Zusammenhang besonders gut tut und wie er sich optimal auf die Massage seines Kindes vorbereitet.

Geben Sie Ihr Bestes!

Während der Massage kommt es zwischen Eltern und Kind zu einem Austausch von Energien, die seelische Verfassung von Mutter oder Vater überträgt sich auf das Baby. Sicherlich kennen Sie dieses Phänomen: Sie sind umgeben von deprimierten Menschen und spüren, wie Ihre Vitalität schwindet – dann begeben Sie sich in die Gesellschaft positiv gestimmter, fröhlicher Menschen, und Sie werden durch ihre gute Laune mitgerissen werden. Reservieren Sie Ihrem Baby also Momente, in denen Sie sich gut fühlen und in denen Ihre Stimmung ungetrübt ist. Verschieben Sie die Sitzung dagegen, wenn Sie schlechter Laune sind. Die Beachtung grundlegender Hygieneregeln – sprich frisch gewaschene Hände etc. – sollte selbstverständlich sein.

EIN BEHINDERTES BABY MASSIEREN

Es gibt keine Kontraindikationen der Massage eines Kindes, egal, wie seine körperlichen und geistigen Fähigkeiten sein mögen. Die Berührung erreicht jeden Menschen und in jeder Phase seines Lebens – von der Geburt bis ins hohe Alter. Sie können Ihrem Baby in jedem Fall eine Massage „anbieten". Ihr Kind wird Ihnen schnell signalisieren, ob es ihm gefällt oder nicht. Notieren Sie sich seine Reaktionen. Im Vorfeld sollten Sie sich jedoch sicherheitshalber mit Ihrem Arzt abstimmen.

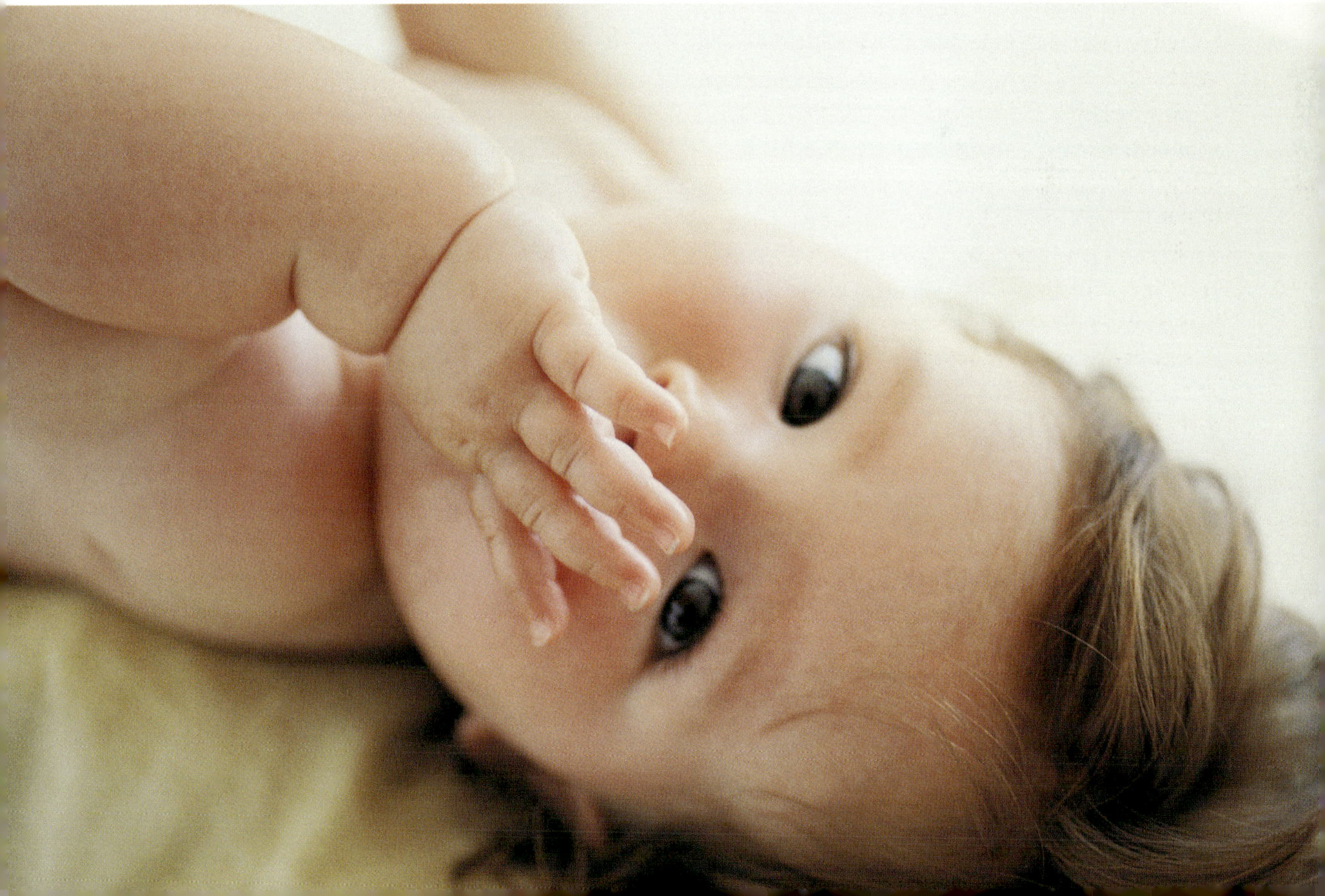

Dem Baby zuhören

Der ideale Zeitpunkt für eine Massage ist grundsätzlich gegeben, wenn das Baby und seine Mutter – oder sein Vater – sowohl physisch wie psychisch dafür bereit sind: Hat ein Kind Hunger oder ist es gerade müde, stehen die Eltern unter Zeitdruck oder fühlen sie sich überlastet, dann lässt sich nicht die optimale Wirkung erzielen. In diesen Fällen ist es besser, auf einen günstigeren Moment zu warten. Denn Harmonie und Ruhe sind wesentliche Faktoren für das Gelingen der Massage.

Wählen Sie den richtigen Zeitpunkt

Je nachdem, wie der Tagesablauf der Familie aussieht, kann die Massage im Rahmen der Reinigung oder Pflege des Babys erfolgen – abends oder morgens, vor oder nach dem Bad. Es liegt an Ihnen, den idealen Zeitpunkt herauszufinden und ihn auf Ihren Lebensrhythmus und Ihre eigenen Bedürfnisse abzustimmen. In jedem Fall sollte die Massage mit ausreichendem Abstand zu den Mahlzeiten eingeplant werden – warten Sie nach dem Stillen bzw. Füttern mindestens eine halbe Stunde, und vergewissern Sie sich, dass Ihr Baby bereits Stuhlgang hatte: Es wird sich dann leichter fühlen und entspannter sein.

Bitten Sie um sein Vertrauen

Wird eine ayurvedische Massage durchgeführt, so ist es üblich, dass der Masseur den Behandelten bittet, ihm sein Vertrauen zu schenken. Diese Regel gilt auch für Eltern und ihr Kind; wenn das Vertrauen in dieser besonderen Beziehung auch selbstverständlich erscheinen mag, so ist es doch wichtig, dass Sie Ihr Baby auf die Massage vorbereiten. Erklären Sie Ihrem Kind, dass Sie ihm eine Massage anbieten, sagen Sie ihm, dass Sie es lieben, und fragen Sie es, ob es einverstanden ist. Diese Worte werden Ihr Baby ebenso beruhigen wie die Stimmung, die Sie während der Massage vermitteln: Freude, Wohlgefühl ... Wunderbarerweise kann auch ein kleines Kind, das noch nicht spricht, zustimmend reagieren: mit einem Lächeln, einem ausgestreckten Fuß, einem Loslassen der Finger ... Dieses Einverständnis ist Voraussetzung, denn eine Massage darf nicht aufgezwungen werden. Es handelt sich dabei einzig und allein um eine Einladung, ein Geschenk an Ihr Kind.

Geben Sie nicht gleich auf

Bei einem sehr kleinen Kind geht die Initiative hinsichtlich einer Massage selbstverständlich von der Mutter oder dem Vater aus. Behalten Sie dabei aber immer im Auge, dass Ihr Kind die Anwendung als reine Wohltat empfinden sollte. Wenn Sie das Gefühl haben, dass das Baby die Massage im Augenblick ablehnt, dann probieren Sie es einfach zu einem späteren Zeitpunkt. Das Wichtigste ist, dass Sie mit Freude bei der Sache bleiben und eine gleich bleibend harmonische Atmosphäre schaffen. Üben Sie sich im Zweifel also etwas in Geduld!

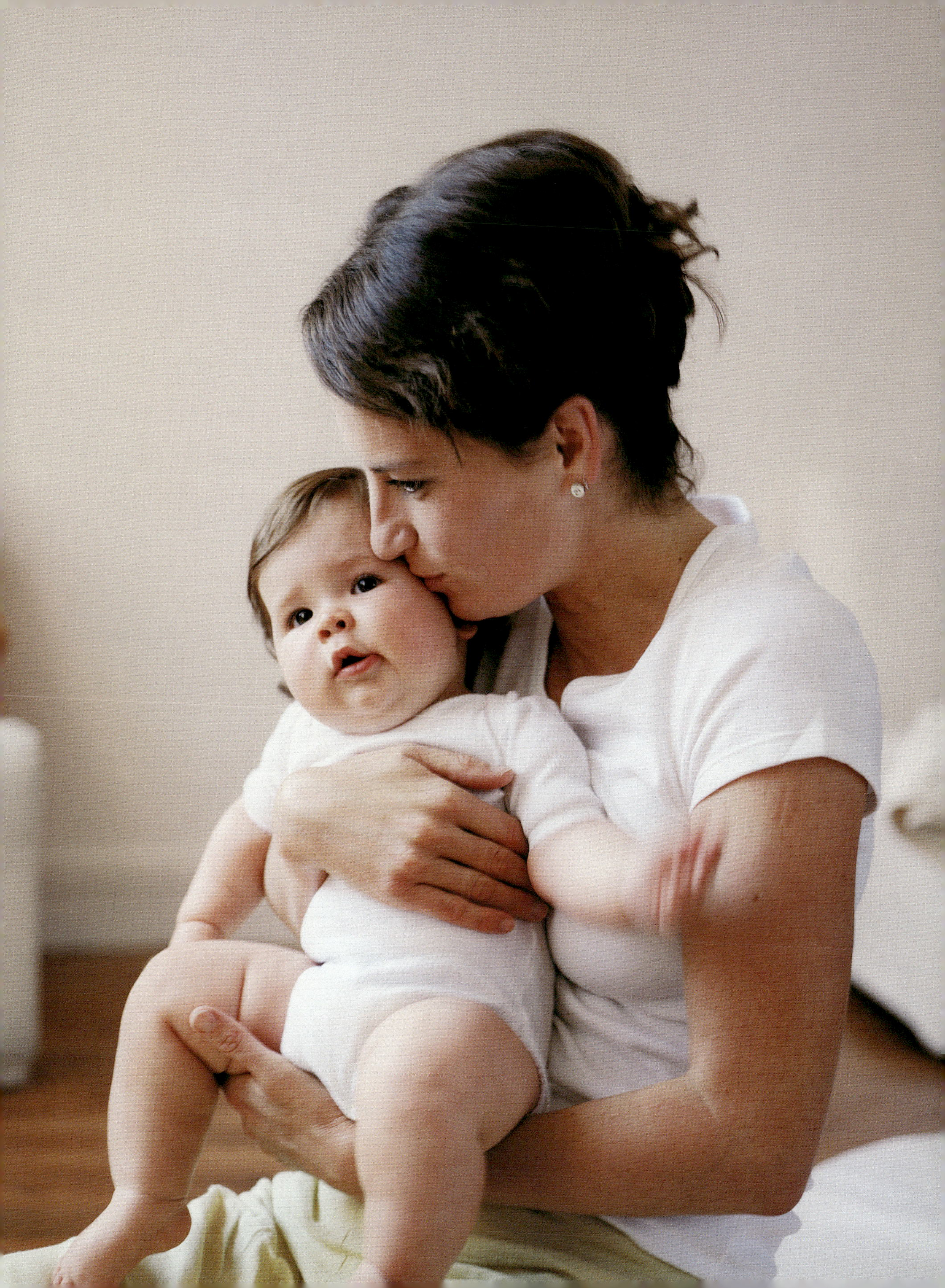

Dauer und Häufigkeit der Massagen

Wenn Ihr Kind noch sehr klein ist oder sich noch nicht an die Massagen gewöhnt hat, sollten Sie für die ersten Sitzungen nicht mehr als fünf bis zehn Minuten einplanen. Mit der Zeit können Sie die Massagedauer auf 20 bis 30 Minuten erhöhen. Bei aller Theorie zählt in der Praxis letztlich nur eins: Ihr Baby muss sich wohl fühlen.

Einfühlungsvermögen

Kinder reagieren oft sehr unterschiedlich. Sollte Ihr Baby schon nach wenigen Minuten durch Weinen oder Strampeln zum Ausdruck bringen, dass es von der Massage genug hat, dann steht das Befinden des Kindes an erster Stelle. Selbst wenn Sie also das Gefühl haben, mit Ihrer Massage noch nicht fertig zu sein – schenken Sie ihm eine abschließende zärtliche Liebkosung, und verschieben Sie die Massage auf ein andermal. Die Wünsche Ihres Baby zu erspüren, ihm zuzuhören, seine Gesten zu verstehen und seine Bedürfnisse zu akzeptieren ist die beste Voraussetzung dafür, dass es die Massage in guter Erinnerung behalten wird und Vertrauen zu dem Erwachsenen aufbauen kann.

Vergewissern Sie sich auf jeden Fall auch, ob die für eine entspannende Massage notwendigen Rahmenbedingungen gegeben sind und Ihnen nicht ein Detail entgangen ist: So könnte das Öl zu kalt sein, das Licht zu grell. Vielleicht ist Ihr Baby auch einfach müde, unruhig oder hat Hunger …

Eine Frage der Lust

Im Prinzip können Sie eine Massage täglich durchführen, doch gibt es auch in diesem Fall keine allgemein gültige oder verbindliche Regel. Ausschlaggebend sind die dem Einzelnen zur Verfügung stehende Zeit sowie der Wunsch und die Lust der Eltern, sich intensiv mit dem Kind zu beschäftigen. Mit dem Erwerb der Sprache kann sich Ihr Kind schließlich eine Massage von sich aus wünschen. Abgesehen davon, sollten es weder Kinder noch Eltern als eine Verpflichtung empfinden, eine Massage gerne zu empfangen oder auszuführen.

Kurzprogramm

Falls Sie nur einige Minuten zur Verfügung haben, begnügen Sie sich mit dem Massieren der Füße, der Hände und der Ohren Ihres Babys, oder ölen Sie seinen ganzen Körper sanft ein.

BEI HAUTPROBLEMEN

Allgemein gilt, dass ein Baby nicht massiert werden sollte, wenn es Hautprobleme hat, insbesondere nicht bei nässendem Ausschlag. Bestimmte Öle, wie das Safloröl, können bei „trockenen" Erkrankungen der Haut helfen. Auf jeden Fall ist es wichtig, die Öle zunächst auf einer kleinen Hautfläche zu testen.

Es gibt aber auch verschiedene Alternativen zur Ölmassage: So etwa eine leichte Massage in bekleidetem Zustand oder kleinere Körperübungen – Hauptsache, es kommt dabei zu einem engen Kontakt zwischen Ihnen und Ihrem Baby. Eine Anmerkung: Die ayurvedische Lehre führt Hautprobleme oft auf eine falsche Ernährung zurück. Überprüfen Sie daher eventuell Ihren Speiseplan sowie den Ihres Babys.

WENN IHR BABY FIEBER HAT

Kranke Kinder sind nur selten zu einer Massage bereit. Vermeiden Sie es, Ihr Baby zu massieren, wenn es Fieber oder andere Beschwerden hat; überlassen Sie es vielmehr seinem Körper, sich selbst zu erholen.

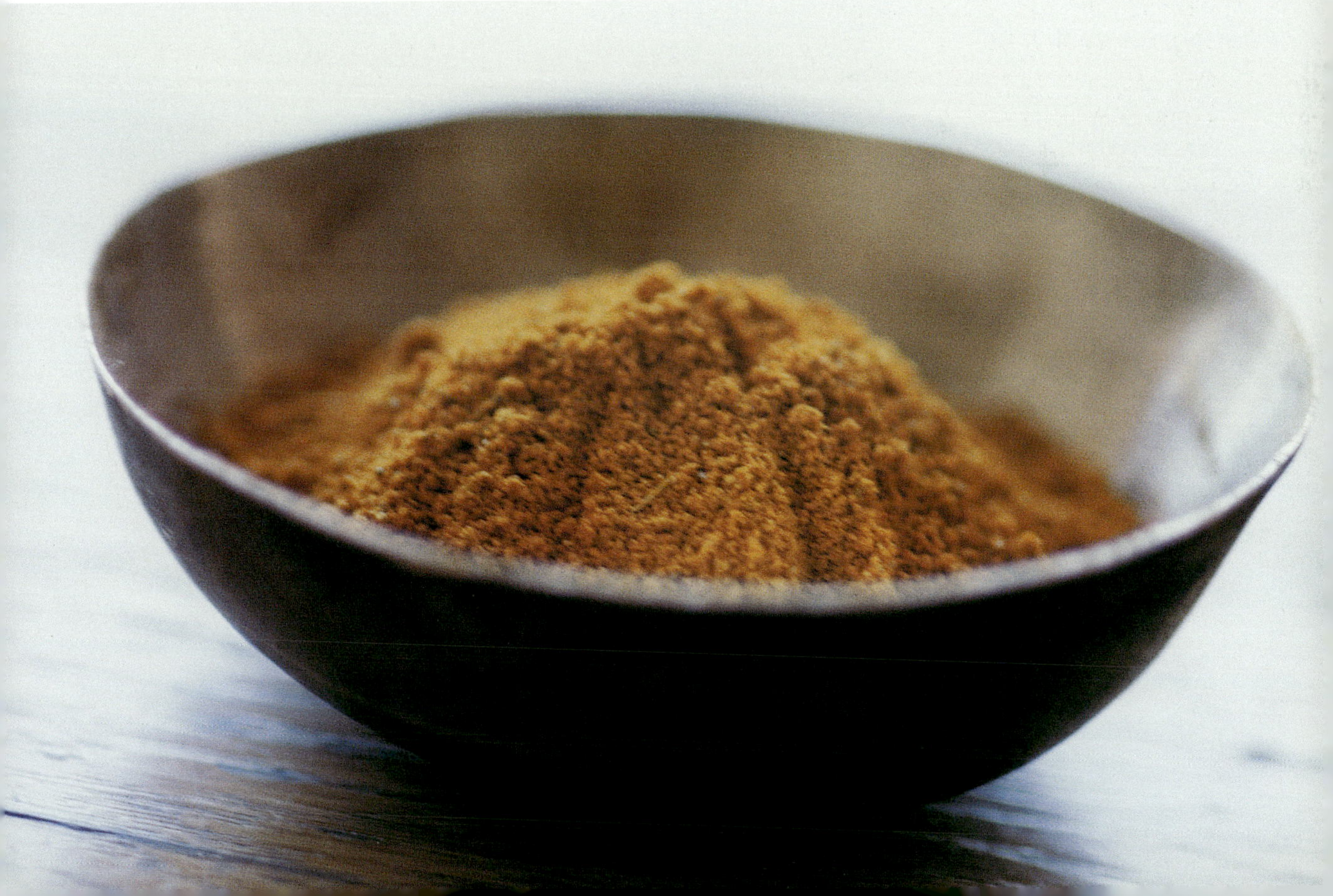

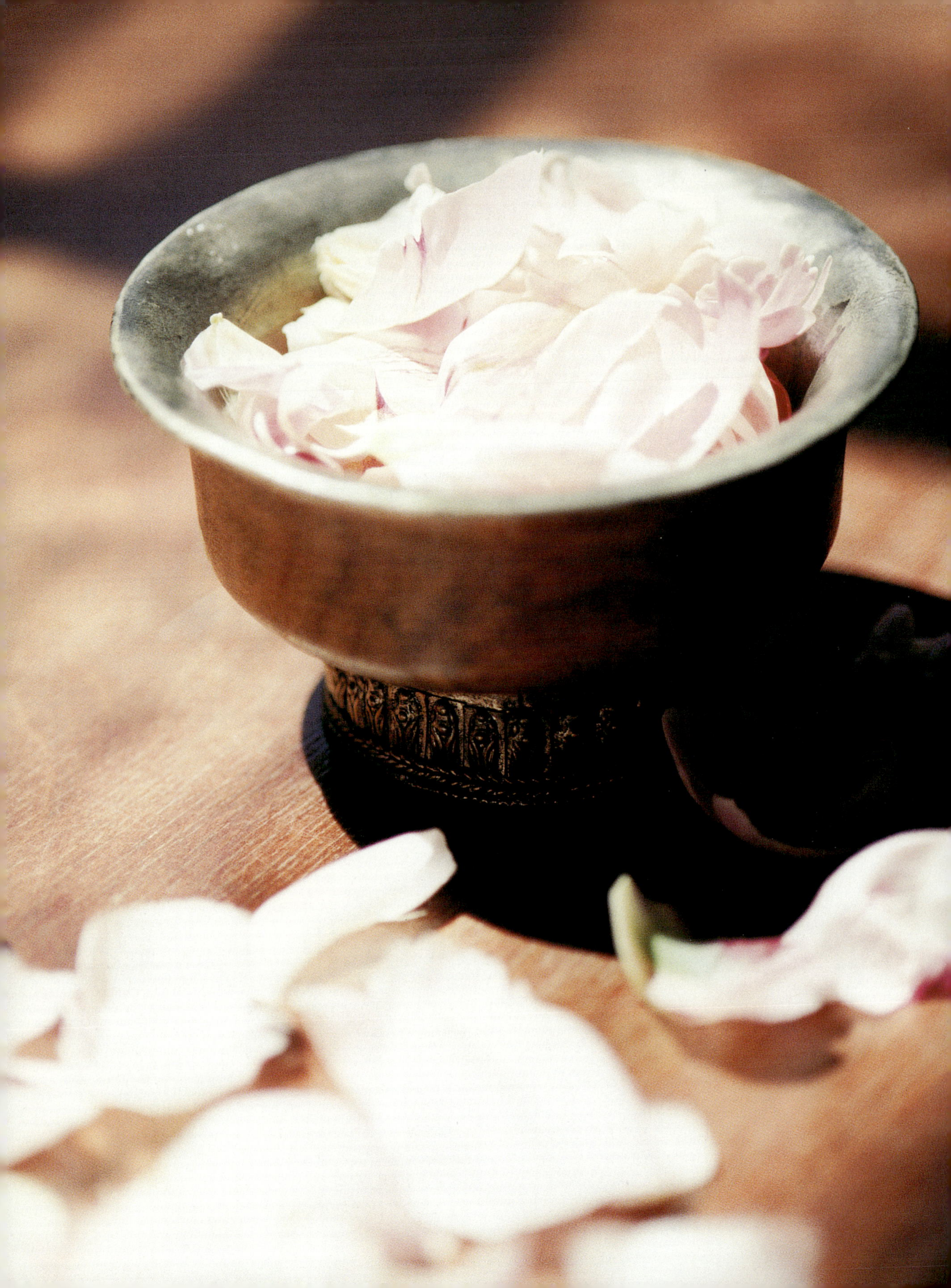

Raum, Licht und Atmosphäre

Die Umgebung, in der Sie die Massage durchführen, das Licht, die Raumtemperatur und die begleitende Musik – sprich die gesamte Atmosphäre –, all dies trägt dazu bei, dass die Massage Ihres Babys gut gelingt und seine fünf Sinne geweckt werden.

Ein heiteres Ambiente

Richten Sie sich einen Bereich in Ihrem Zuhause ein, der gut temperiert und gemütlich ist. Zünden Sie eine Kerze und ein mildes Räucherstäbchen an, arrangieren Sie ein paar Blumen … Auf diese Weise entsteht eine heitere Atmosphäre, die ein Kleinkind, das für die Schönheit und Ruhe eines Orts sehr empfänglich ist, genießen wird. Selbst die Düfte wird es in Erinnerung behalten. Alle Sinne des Babys und seiner Mutter werden durch den Kontakt zu den fünf Elementen, die im Ayurveda beschrieben werden, genährt: der Erde, dem Wasser, dem Feuer, der Luft und dem Äther (siehe Seite 22). Die Erde und das Wasser können durch eine Vase voller Blumen, kleine Kieselsteine oder einen größeren Stein repräsentiert werden, das Feuer durch den Schein einer Kerze oder das Sonnenlicht. Die Luft erfüllt das ganze Zimmer. Der Äther wird durch ein Räucherstäbchen oder den Duft der Blumen heraufbeschworen.

Gute Luft und zarte Düfte

Lüften Sie den Raum, in dem Sie anschließend massieren möchten, zunächst gut durch. Falls Sie Räucherstäbchen oder ätherische Öle verwenden, wählen Sie möglichst qualitativ hochwertige und sanfte Naturprodukte. Von den Duftrichtungen her eignen sich Räucherwaren mit Rosen- oder Sandelholzduft und ätherische Öle wie Mandarine oder Lavendel. Benutzen Sie lieber einen Diffusor statt einer Duftlampe, in der das Öl häufig zu stark erhitzt wird, und verwenden Sie den Raumduft in Maßen. Sie können sich auch mit dem Duft eines Blumenstraußes begnügen.

Licht und Wärme

Für die Beleuchtung des Zimmers eignet sich am besten ein weiches Licht. Achten Sie darauf, dass Ihr Baby, wenn es ausgestreckt daliegt und nach oben blickt, nicht durch die Lichtquelle – etwa eine Deckenlampe – geblendet wird. Kerzenlicht schafft eine angenehme und beruhigende Atmosphäre; wählen Sie aber unbedingt einen geeigneten, sicheren Standort.

Oft wird das Badezimmer als Ort für die Babymassage gewählt, da es in der Regel der am besten geheizte Raum ist, in dem meist auch die Pflege des Babys stattfindet. Die Alternative: einen kleinen elektrischen Heizlüfter oder -strahler verwenden; damit kann man sich in einem schöneren und gemütlicheren Zimmer einrichten, und die Temperatur lässt sich schnell den Bedürfnissen des Babys anpassen. Eine für das Kind ideale Temperatur herrscht, wenn seine Hände und Füße warm sind, ohne dass es schwitzt und ohne dass Körper oder Kopf rot wird.

Die richtige Unterlage

Sollten Sie sich dafür entscheiden, Ihr Baby für die Massage auf Ihre Beine zu legen (siehe Seite 73), so bedecken Sie diese einfach mit einem Leintuch oder einem Handtuch. Wenn Sie es auf dem Boden massieren wollen, legen Sie eine ausreichend große Fläche (mindestens einen auf zwei Meter) mit flauschigen Decken oder einer Matratze aus. Wenn Ihr Kind noch sehr klein ist, wird es einen noch besser abgeschirmten Platz bevorzugen, an dem es sich richtig geborgen fühlt; bauen Sie dafür mit Kissen ein kleines „Nest". Schützen Sie die Unterlage durch weiche, leicht waschbare Tücher, und breiten Sie darunter eventuell noch eine Plastikfolie oder saugfähiges Papier aus, das Sie hinterher wegwerfen können. Papiertücher, Windeln, Wechselkleidung, Öl, kleine Spielsachen und ein wenig Trinkwasser sollten in Reichweite liegen, damit Sie die Massage nicht unterbrechen müssen, wenn Sie etwas davon brauchen. Das Öl sollte lauwarm oder warm sein – je nach Jahreszeit und Verfassung Ihres Kindes. Falls nötig, können Sie es vor dem Heizstrahler, im Fläschchenwärmer, im Wasserbad oder einfach in Ihren Händen anwärmen. Mehr brauchen Sie nicht. Für Ihre eigene Bequemlichkeit oder, wenn Ihr Körper nach der Geburt noch schwach ist, können Sie Kissen verwenden, um Ihre Beine oder Ihren Rücken abzustützen.

Die Kraft der Farbe ...

Tragen Sie nach Möglichkeit Kleidung in hellen, fröhlichen Farben, und dekorieren Sie das Zimmer in sanften Tönen – was aber nicht bedeutet, dass die Farben „fade" sein sollen. Der Ayurveda misst den Farben und ihrem Einfluss auf den Menschen große Bedeutung bei. Farben wirken über die sinnliche Wahrnehmung auf Geist und Seele. Richtig gewählt, können sie die Stimmung aufhellen und sich so letztlich auch positiv auf unseren Körper auswirken. In den westlichen Ländern macht man sich das Wissen um die psychologische Wirkung von Farben im Rahmen der Farbtherapie zunutze.

... und der Klänge

Auch sanfte, unaufdringliche Musik trägt dazu bei, eine heitere Atmosphäre zu schaffen. Vermeiden Sie möglichst elektronische Klangkompositionen, und wählen Sie lieber Geräusche aus der Natur, spirituelle Gesänge, klassische Musik ... Ihr Baby verfügt über ein musikalisches Gehör, es wird sich später daran erinnern. Schließlich kommt aber nichts der menschlichen Stimme und den Wiegenliedern gleich, die von einer Generation an die nächste weitergegeben werden, die man in sich aufnimmt und die man auch im Erwachsenenalter nicht vergisst. In Indien beispielsweise singen die Mütter *Mantren** (Abfolge von Sätzen oder Silben aus dem Sanskrit, die zu einer Beruhigung und Konzentration des Geistes führen), oder sie erzählen Geschichten aus dem täglichen Leben. All dies spielt für die Entwicklung eine Kindes eine wichtige Rolle.

Für Ihr eigenes Wohlbefinden

Vergessen Sie das Telefon, und schalten Sie Ihren Anrufbeantworter ein. Legen Sie Ihren Schmuck ab, insbesondere Ihre Ringe, damit Sie in Ihren Bewegungen nicht behindert werden und Ihr Baby nicht aus Versehen kratzen. Ziehen Sie saubere, leichte und bequeme Kleidung an, damit Sie Bewegungsfreiheit haben und nicht ins Schwitzen geraten. Achten Sie darauf, dass Ihre Bekleidung möglichst unempfindlich und leicht zu waschen ist – dann müssen Sie sich auch über etwaige Ölflecken keine unnötigen Gedanken machen.

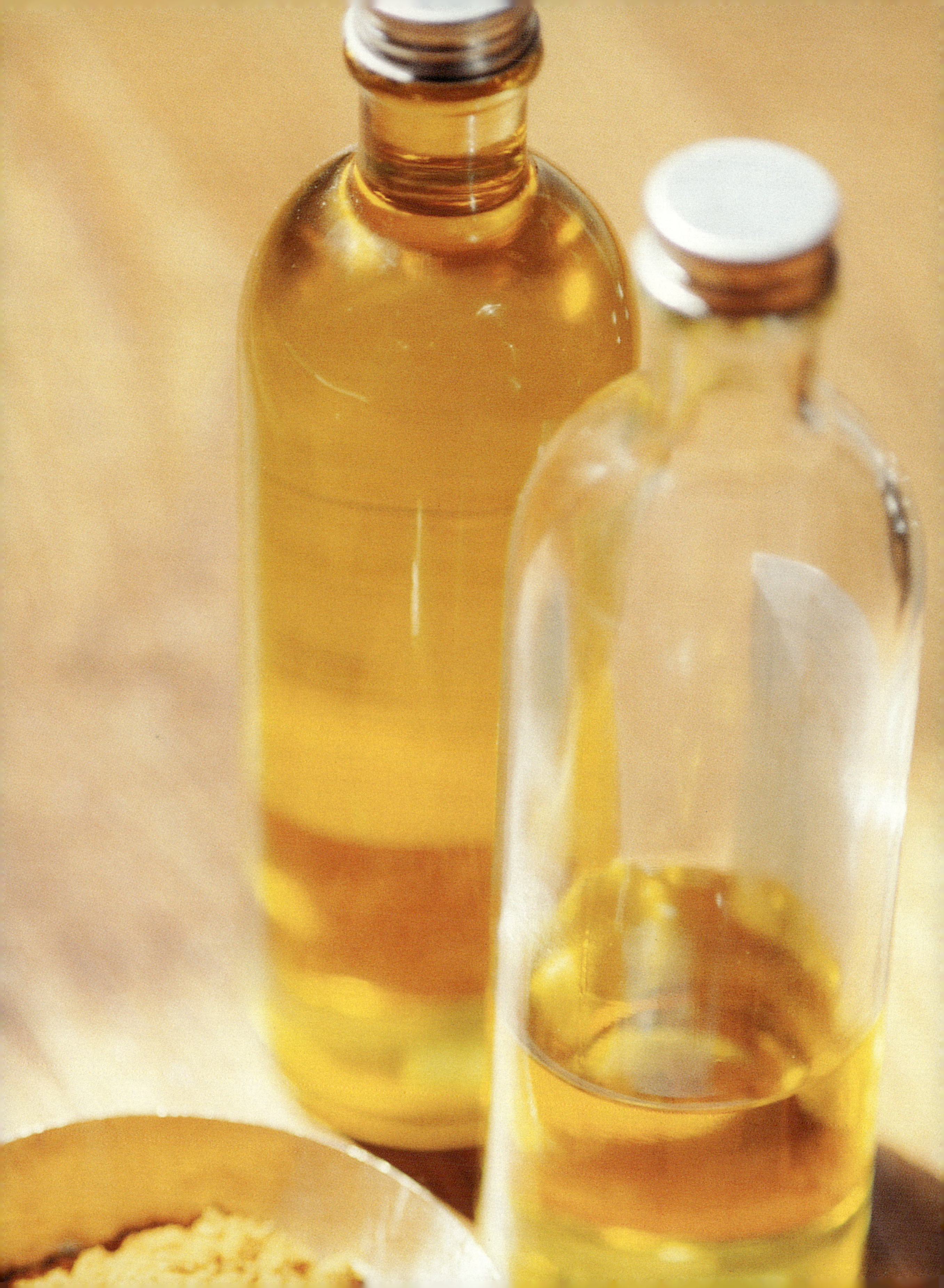

Massageöle

Die westliche Kultur neigt dazu, Dinge, die fett oder schmierig sind, abzulehnen. So massieren manche Eltern ihr Baby lieber mit einer Feuchtigkeitscreme als mit einem Öl. Dabei sollten Sie allerdings bedenken, dass Öle einen weitaus höheren Nutzen haben und Sie damit eine andere Wirkung erzielen. Wir stellen Ihnen im Folgenden die im Ayurveda verwendeten Öle und ihre wohltuenden Eigenschaften vor.

Qualität zahlt sich aus

Öl kann über die Haut vom Körper sehr gut aufgenommen werden. Daher ist es wichtig, nur Öle in bester Qualität zu verwenden. Gebrauchsfertige parfümierte Öle, oder solche, denen Fett und Duftstoffe entzogen wurden, sollten Sie für die Massage Ihres Babys nicht verwenden. Bevorzugen Sie hier ganz natürliche und naturreine Produkt. Eine große Auswahl bieten diverse Fachgeschäfte oder Bioläden. In Letzteren finden Sie auch unter den „Speiseölen" qualitativ hochwertige, kaltgepresste Pflanzenöle, die frei sind von Zusätzen und Pestiziden.

Ein gutes Öl ist für die innerliche Anwendung in der Regel ebenso geeignet wie für die äußerliche (zu den Ausnahmen siehe Seite 61). Falls Sie also Zweifel haben, ob das von Ihnen gewählte Produkt für Ihr Baby gut ist: Probieren Sie es einfach – Ihr Baby wird das wahrscheinlich auch tun!
Füllen Sie das Öl in eine Plastikflasche mit einer kleinen Tülle; dann wird nicht so viel Öl verschüttet, wenn Ihr Kind mit der Flasche herumspielt, und es ist auch ungefährlich, wenn es versucht, sie sich in den Mund zu stecken.

Die gebräuchlichsten Öle

Für die Babymassage bestens geeignet ist Sesamöl. Es ist das Basisöl ayurvedischer Massagen: Warm und von angenehmer Konsistenz, macht es die Haut seidenweich und besitzt antibakterielle Eigenschaften. Es verlangsamt den Alterungsprozess der Haut, erhöht ihre Elastizität und wirkt stark antioxidierend.

Mandelöl süß ist im Zusammenhang mit der Hautpflege am bekanntesten; es ist mild und reichhaltig und eignet sich gut für Babys mit trockener Haut. Es macht die Haut geschmeidig, wirkt reizlindernd und beruhigend.

Safloröl wird aus dem Samen der Färberdistel gewonnen und ist reich an Fettsäuren und Vitamin E; es wird bei kleineren Hautproblemen und lokal begrenztem trockenem Ekzem verwendet.

Olivenöl ist eher dickflüssig und hat einen hohen Fettgehalt; es schützt und kräftigt die Haut.

Haselnussöl ist reichhaltig, wirkt beruhigend und hat einen hohen Gehalt an Vitamin E; auch dringt es besser in die Epidermis ein als Olivenöl.

Sonnenblumenöl ist sehr flüssig und kann mit fetteren Ölen gemischt werden. Es ist ebenfalls reich an Vitamin E.

Kokosöl wird vor allem in heißen Ländern bevorzugt, weil es erfrischend wirkt; in unseren Breiten bietet sich seine Verwendung in den Sommermonaten an; eventuell muss es kurz erwärmt werden, da sich Kokosöl bei niedrigeren Temperaturen verfestigt.

Senföl ist sehr intensiv und regt den Stoffwechsel an; es wird nur stark verdünnt und in kleinen Mengen angewandt.

Kokos- und Senföl erhalten Sie in indischen Lebensmittelgeschäften; beide sind ausschließlich der äußerlichen Anwendung vorbehalten.

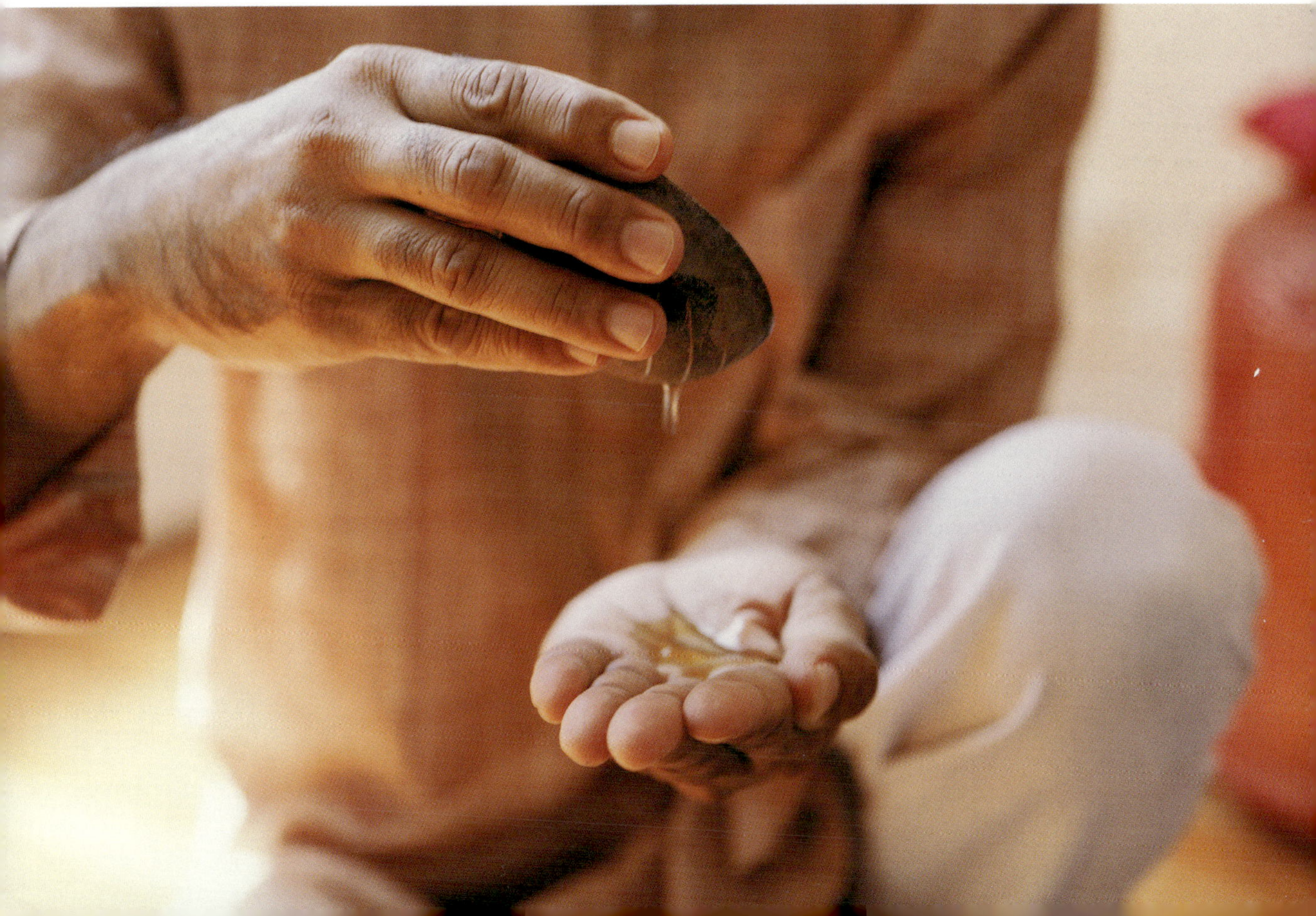

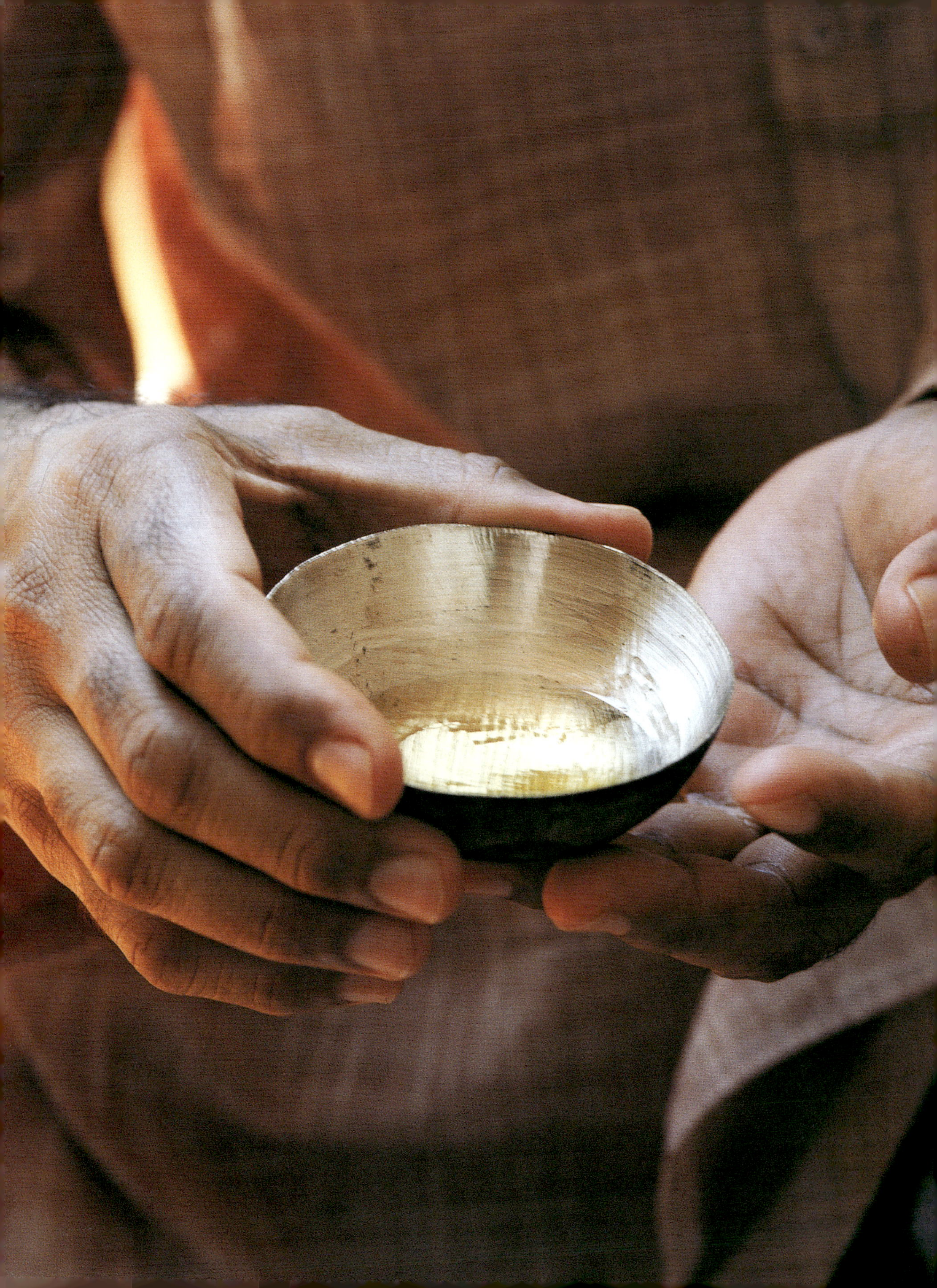

Die ayurvedischen Öle

In Indien gibt es zahlreiche Mixturen, die für die Babymassage verwendet werden und die sich aus verschiedenen Pflanzen, Ölen und Gewürzen zusammensetzen. Den alten Schriften zufolge sollen ayurvedische Öle vielerlei wohltuende Wirkungen erzielen, zu denen die intensive Pflege und Stärkung der Haut, die Regulierung des Schlafs, die Verzögerung des Alterungsprozesses, die Schmerzlinderung und die Widerstandskraft gegen Krankheiten gehören. Hier seien beispielsweise das „Baby"-Öl, das *Prasarini**-Öl, das *bala**-Öl und das *chandan-bala-laxadi**-Öl genannt.

Das „Baby"-Öl auf der Basis von Sesamöl, Haselnussöl und Gewürzen trägt zu einem harmonischen Wachstum des Säuglings bei, macht seine Haut weich und bringt seinen Appetit und seinen Schlaf ins Gleichgewicht; es erleichtert die Verdauung und lindert Koliken.

Das *prasarini**-Öl, das etwa 15 ayurvedische Pflanzen enthält, fördert ebenfalls das Wachstum von Babys und Kindern; es gleicht die *doshas** aus, insbesondere *vata** und *kapha** (siehe Seite 22).

Das *bala**-Öl, reich an Pflanzen und Gewürzen, stärkt das Immun- und Nervensystem.

Das *chandan-bala-laxadi**-Öl gleicht die *doshas** aus, vor allem *vata**, dient der Behandlung von Rachitis, bekämpft Fieber und Husten. Es setzt sich aus an die 30 verschiedenen Pflanzen zusammen.

Die Basis für diese Kompositionen bildet Sesamöl. Die meisten der verwendeten Pflanzen kommen aus Indien und sind im Westen eher unbekannt; andere sind gebräuchlicher, so etwa Sandelholz, Süßholz, Kurkuma oder Pfeffer.

BEREITEN SIE IHRE EIGENEN ÖLE ZU

Für die warme Jahreszeit eignet sich folgende Mischung:

- ein Teil Sesamöl oder Mandelöl süß
- drei Teile Kokosöl

In der kalten Jahreszeit bietet sich diese Mischung an:

- 20 cl *bala**-Öl
- 10 cl *prasarini**-Öl
- 60 cl Sesamöl
- 5 cl Senföl
- 5 cl Mandelöl süß

Ganzjährig „aktuell" ist die Mischung aus:

- 10 g Calendulablüten (in Kräuterhandlungen erhältlich), in 100 ml Sesamöl mazeriert – d.h., die Blüten werden in dem Öl eingelegt und aufgeweicht
- 10 g Bockshornklee (in orientalischen Lebensmittelgeschäften oder in Bioläden erhältlich), in 100 ml Sesamöl mazeriert

Die Inhaltsstoffe von Calendulablüten und Bockshornklee begünstigen das Wachstum und wirken sich wohltuend auf die Haut aus. Auch Öle, die auf der Basis eines Brennnesselmazerats hergestellt werden, sind sehr empfehlenswert.

Pulver und Pasten

Kichererbsenmehl, Weizenmehl, *Ajowan**, Kurkuma oder Sandelholz: Die Auswahl an nützlichen Substanzen und äußerst angenehmen Wohlgerüchen ist ungeheuer groß.

Mehl

Kichererbsenmehl, das auch in Bioqualität erhältlich ist, wird manchmal dazu verwendet, um nach der Massage überschüssiges Öl zu entfernen; mit Rücksicht auf die äußerst zarte Haut des Babys sollten Sie damit nur ganz sanft über den Körper reiben. Mit Joghurt oder Milch und Kurkuma vermischt, reinigt es die Haut, sodass diese anschließend gut durchblutet, zart und weich ist.
Indische Mütter streichen mit einer kleinen Kugel aus Weizenmehl über den Körper ihres Kindes, um auf diese Weise die Haare, die sich bei manchen Babys auf Rücken und Vorderseite bilden, zu entfernen.

Pflanzen und Pulver

Im Winter oder bei Auftreten einer leichten Erkältung können Sie für die Massage warmes Öl verwenden, in dem Sie zuvor *Ajowan**, „Indischen Thymian", ziehen lassen. Diese Pflanze aus der Familie der Doldenblütler besitzt wärmende und antiseptische Eigenschaften.
Kurkumapulver hat antibakterielle Eigenschaften; es schützt vor Belastungen durch die Umwelt, beugt kleineren Hautproblemen vor und verbessert die Hautstruktur.
Sandelholzpulver wirkt beruhigend und zugleich erfrischend; die Haut erhält durch die Anwendung einen wunderbaren Schimmer; leider ist es im Westen nur schwer erhältlich.

SO BEREITEN SIE IHRE EIGENE PASTE ZU

Verrühren Sie sorgfältig die folgenden Zutaten:
- ein Esslöffel Kichererbsenmehl
- ein halber Teelöffel Kurkumapulver
- je nach Konsistenz ein oder zwei Esslöffel Joghurt oder Crème fraîche
- ein Teelöffel Honig

Fügen Sie schließlich noch ausreichend Rosenwasser hinzu, damit Sie eine cremige Paste erhalten, die sich leicht verstreichen lässt.

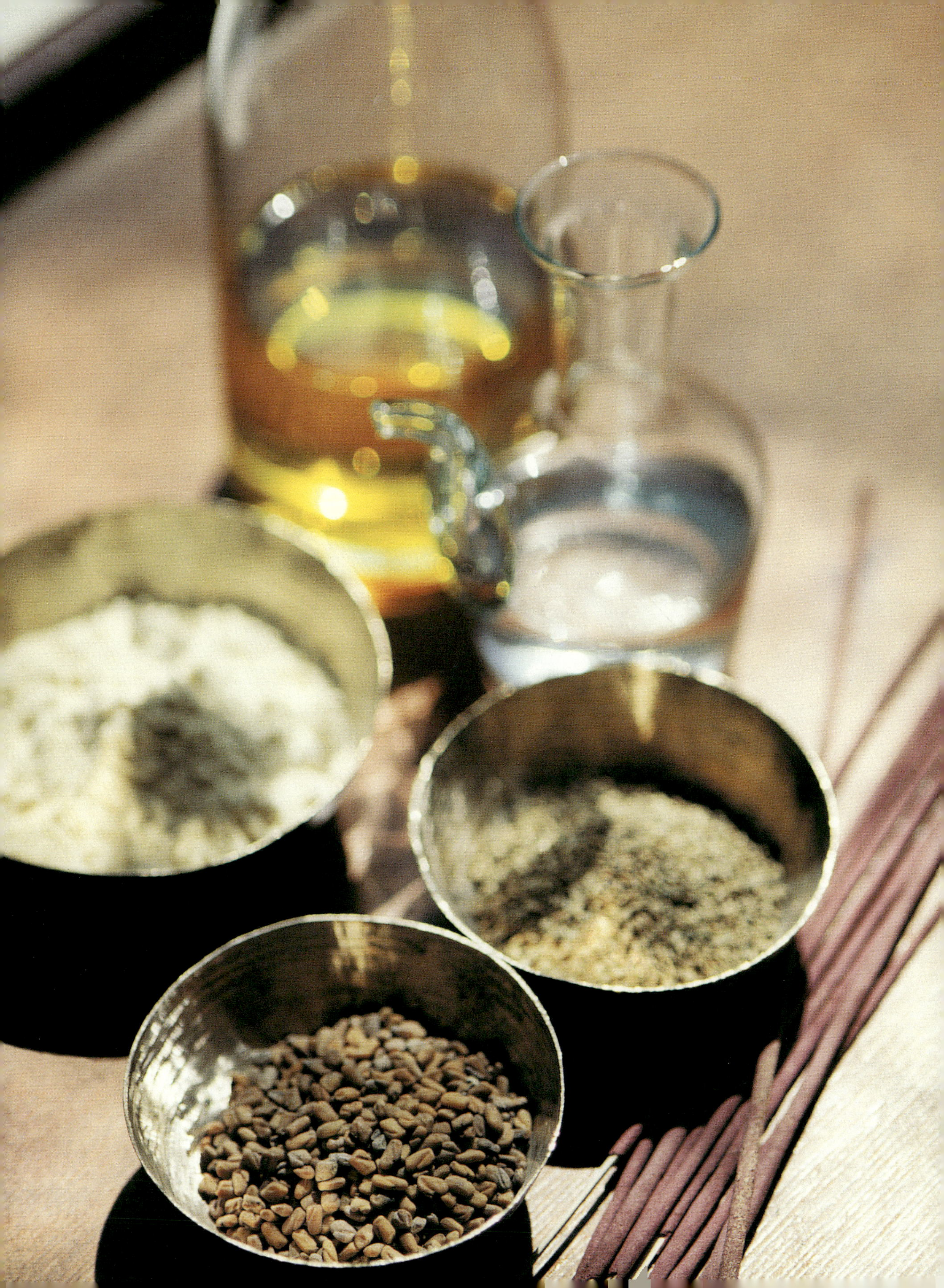

Die Massage

Die Vormassage

Die im folgenden vorgestellten Übungen sind ein Teil der so genannten „Vormassage“: Sie können sie bereits im Lauf des ersten Lebensmonats Ihres Babys durchführen, oder wenn es zu früh auf die Welt gekommen ist. Da die Übungen die körperliche wie emotionale Entwicklung des Kindes fördern, sind sie von großer Bedeutung. Führt sie der Vater durch, so kann er auf diese Weise die oft erschöpfte Mutter unterstützen, sie entlasten und ermutigen. Auch wenn sie ursprünglich einer alten Tradition entstammen, muten einige der Positionen heute ausgesprochen modern an.

Entfernung und Nähe

Setzen oder stellen Sie sich hin. Nehmen Sie Ihr Baby unter den Achseln, und halten Sie es auf Armlänge vor sich **1**. Dann ziehen Sie es wieder an Ihr Herz **2**. Wiederholen Sie diesen Bewegungsablauf mehrmals. Diese Übung vermittelt Ihrem Baby durch die Art der Bewegung die Botschaft „Ich entferne mich, ich komme wieder zu dir". Ihr Kind entdeckt dabei die horizontale Ebene und nimmt Kontakt mit Ihrem Herzen auf.

Berg und Tal

Für diese Übung legen Sie eine Hand unter den Po Ihres Babys, die andere unter seinen Nacken und nehmen es hoch. Nun wiegen Sie es in einer sanften Wellenbewegung auf und ab, oder Sie beschreiben gedanklich mit seinem Körper das Auf und Ab von Berg und Tal **3–4–5–6**. Der Kopf des Kindes ist dabei einmal ganz oben, dann wieder unten.
Diese Übung vermittelt Ihrem Baby ein Gefühl für Raum. Das Schaukeln harmonisiert den Druck der Körperflüssigkeiten – Blut, Lymphe und Liquor –, insbesondere im Bereich von Schädel und Wirbelsäule. Eine sanfte und subtile innere Massage ist die Folge.

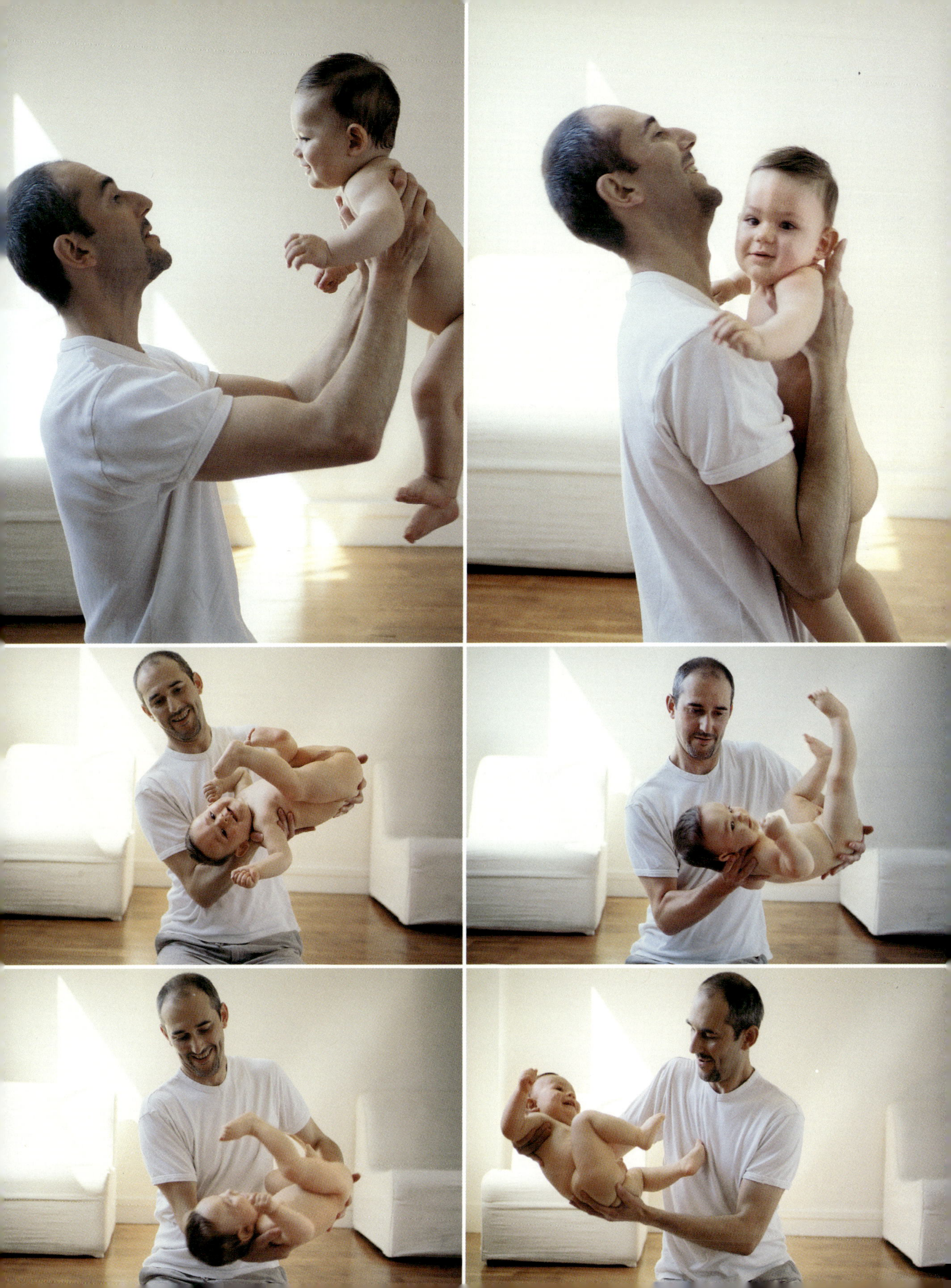

Ein ruhiges Auf und Ab

Legen Sie eine Hand unter den Po Ihres Babys, dann setzen Sie es auf, und stützen Sie dabei seinen Kopf **7**. Nun heben und senken Sie Ihre Hand **8**. Bei dieser Übung wird Ihr Baby mit der vertikalen Ebene vertraut, und es erfährt auch einen ersten Eindruck von Stabilität, indem es in eine aufrechte, sitzende Position gebracht wird. Diese Übung hat eine beruhigende und erdende Wirkung.

Das Baby auf Ihrem Unterarm

Stellen oder knien Sie sich aufrecht hin; Ihr Rücken ist dabei gestreckt. Fassen Sie unter dem Körper Ihres Babys durch, und legen Sie es mit dem Bauch flach auf einen Ihrer Unterarme; den zweiten verwenden Sie zur Unterstützung. Nun führen Sie mit Ihrem Oberkörper eine Drehung durch: zuerst nach links **9**, dann nach rechts **10**; diese Bewegung sollte ganz weich und fließend sein.

Wie in Mamas Bauch

Strecken Sie sich auf dem Rücken aus, und legen Sie Ihr Baby mit dem Bauch flach auf Ihren Bauch oder Ihre Brust. Liebkosen und massieren Sie seinen Rücken **11**. Bei dieser Übung empfindet das Baby ein starkes Gefühl von Nähe, es erinnert sich an die Geräusche, die es im Bauch seiner Mutter gehört hat, an die Wärme des mütterlichen Körpers.

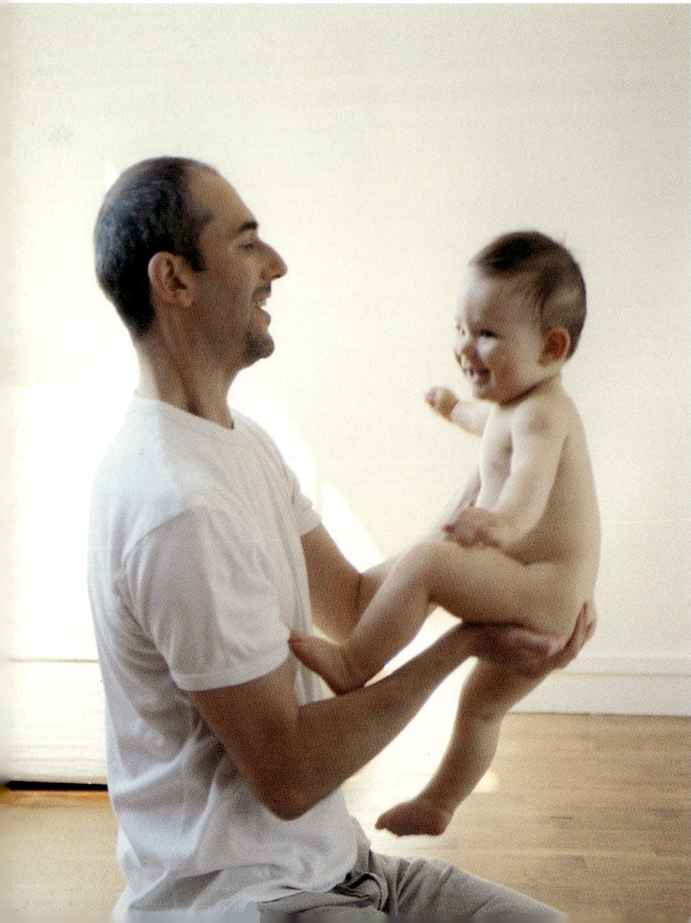

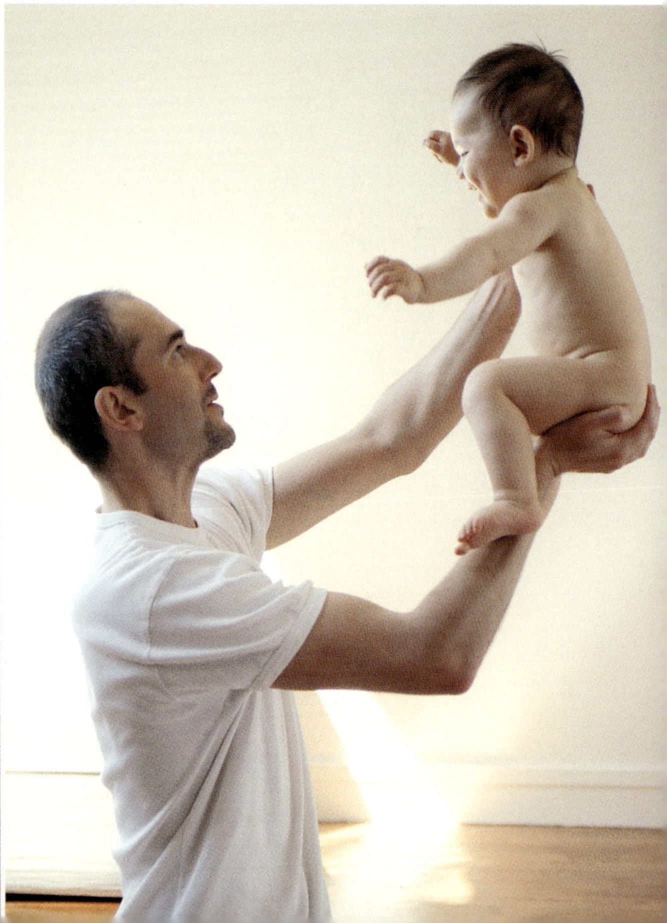

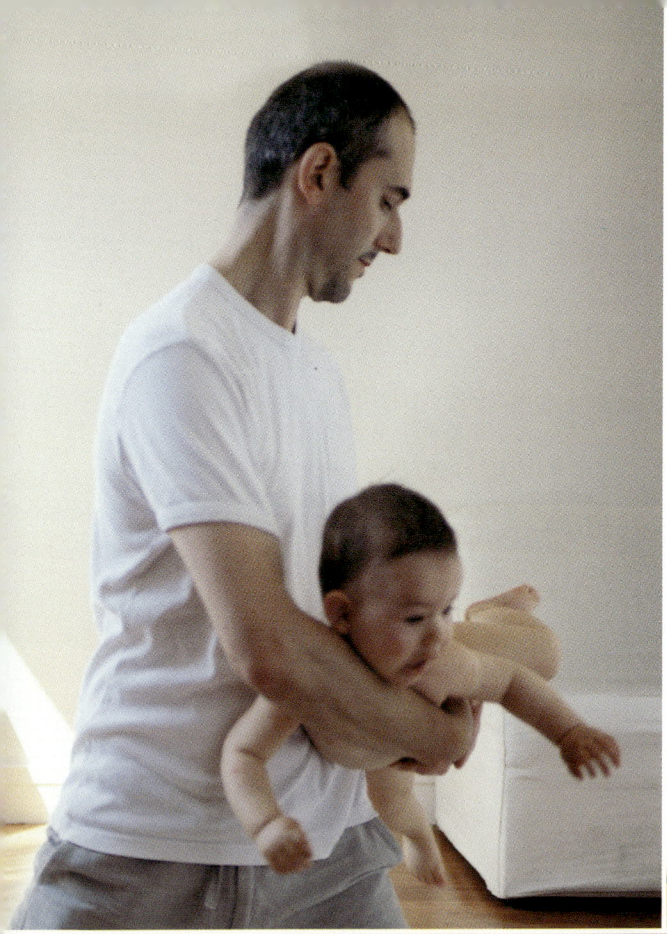

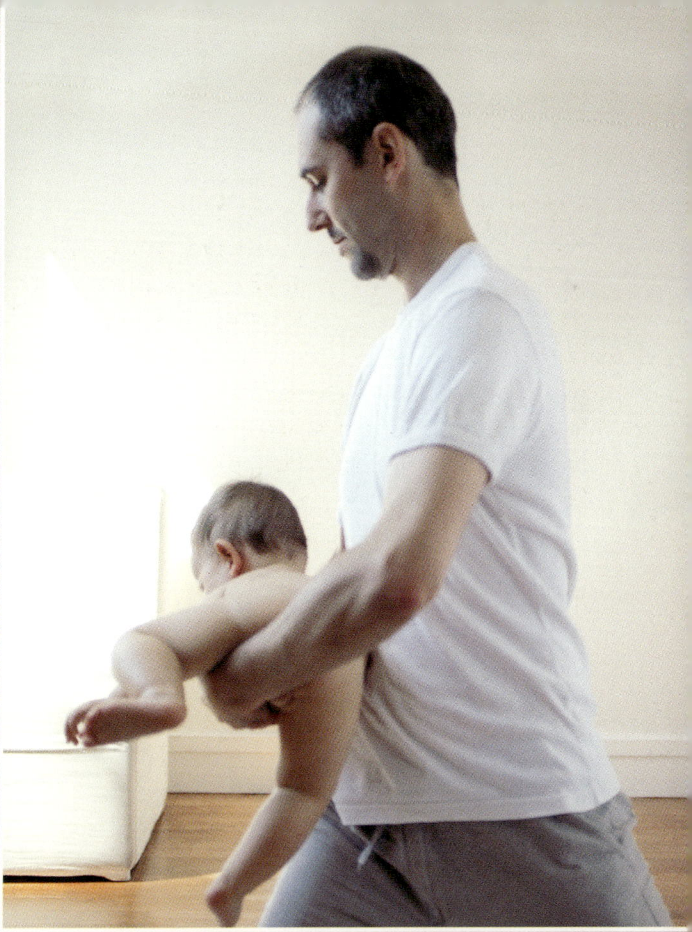

11

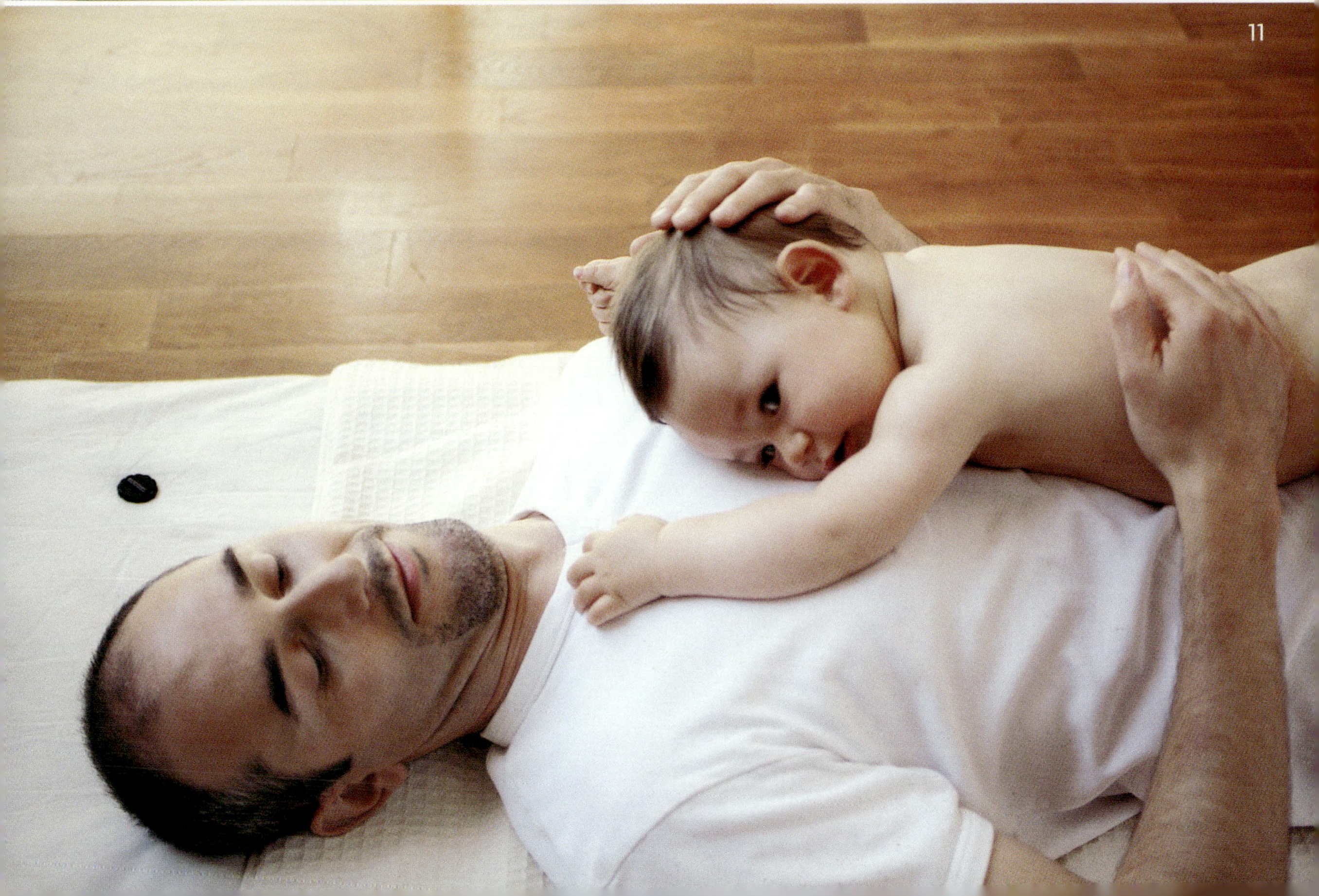

Gemeinsame Einstimmung

Die Qualität Ihres eigenen inneren Wohlbefindens überträgt sich durch Ihre Bewegungen auf Ihr Baby; Ihr Körper bildet folglich einen wesentlichen Bestandteil der Massage, Ihre Hände werden zu seinem „Sprachrohr“. Nehmen Sie also eine für Sie angenehme Position ein, in der Sie sich frei bewegen können. Stellt sich bei Ihrem Baby ein Gefühl der Behaglichkeit ein, ist dies der erste Schritt zu seiner Entspannung.

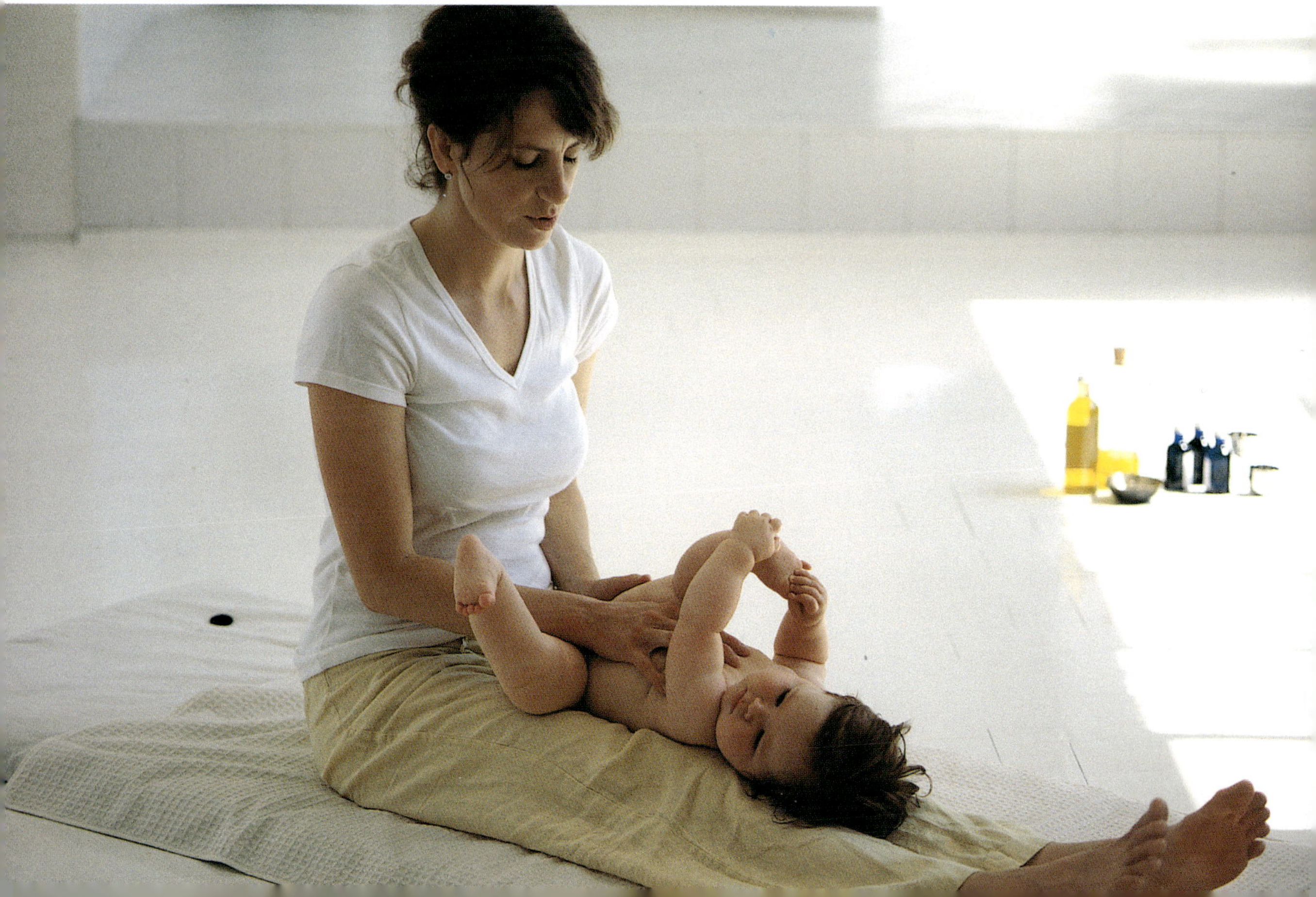

Ziehen Sie Ihr Baby aus

Den für das Baby wahrnehmbaren Auftakt zur Massage bildet das Entkleiden. Auch hier gilt: Denken Sie daran, dass sich die Art und Weise, wie Sie dabei vorgehen bzw. welchen emotionalen Eindruck Sie dabei vermitteln – ob Sanftheit und eine innere Bereitschaft, oder aber Nervosität und Abgespanntheit –, auf das Empfinden Ihres Kindes auswirkt. Ziehen Sie es daher liebevoll und ohne Hast aus, und sprechen Sie dabei mit ihm. Stimmt die Raumtemperatur, lieben es die Kleinen im Allgemeinen sehr, nackt zu sein.

Setzen Sie sich auf den Boden

Üblicherweise sitzen die Eltern auf dem Boden, um die Massage auszuführen. Diese Haltung erlaubt dem Massierenden ebenso wie seinem Kind, in Kontakt mit dem Element Erde zu bleiben (siehe Seite 22), und verleiht ein Gefühl von Stabilität. Eine ruhige und entspannte Atmosphäre ist die Folge. Dagegen ist es eher unangenehm, eine Massage von jemandem zu empfangen, der noch nach der richtigen Position sucht. Falls nötig, können Sie sich an einer Wand anlehnen, die Sie gut mit Kissen gepolstert haben.

Die Sitzhaltung

Sie können Ihr Baby entweder auf Ihre bequem ausgestreckten Beinen legen **1** oder vor sich auf eine Matratze, wenn Ihnen der Schneidersitz angenehmer ist **2**. Die für manch einen eher ungewohnte Sitzposition auf dem Boden ist eine gute Übung, um geschmeidig zu werden; mit der Zeit wird diese Haltung für Ihren Körper ganz selbstverständlich werden.

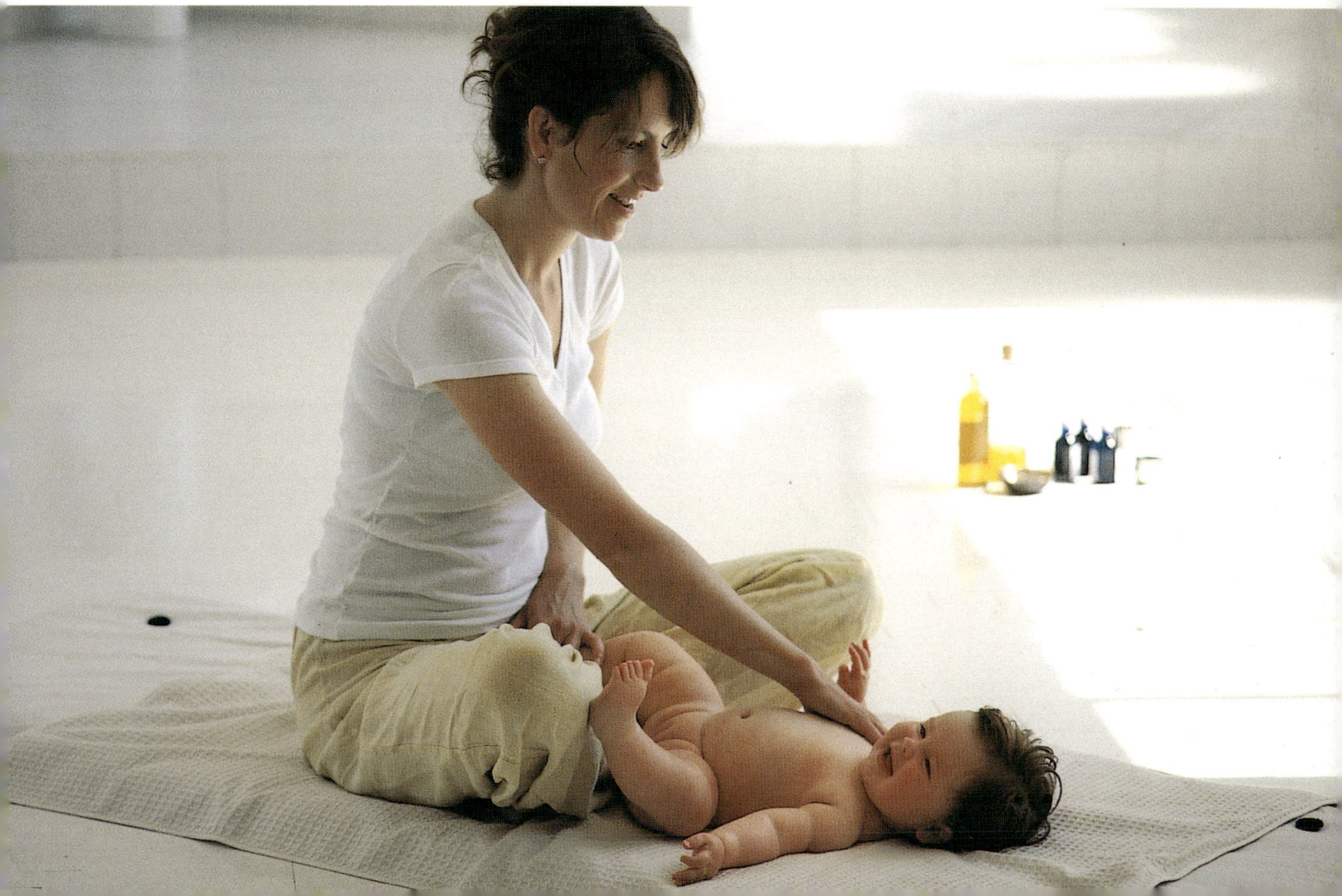

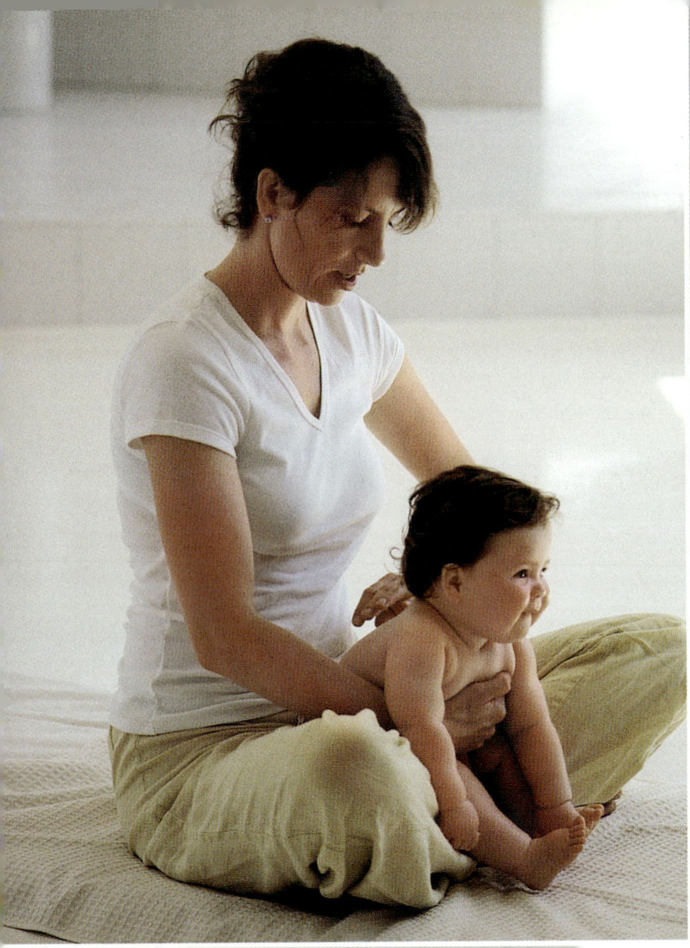

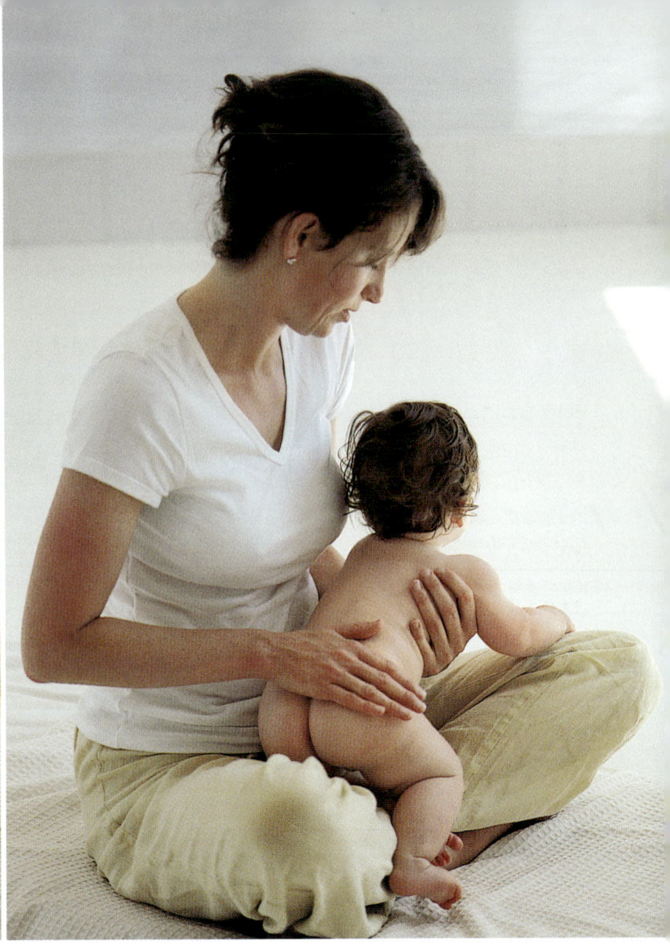

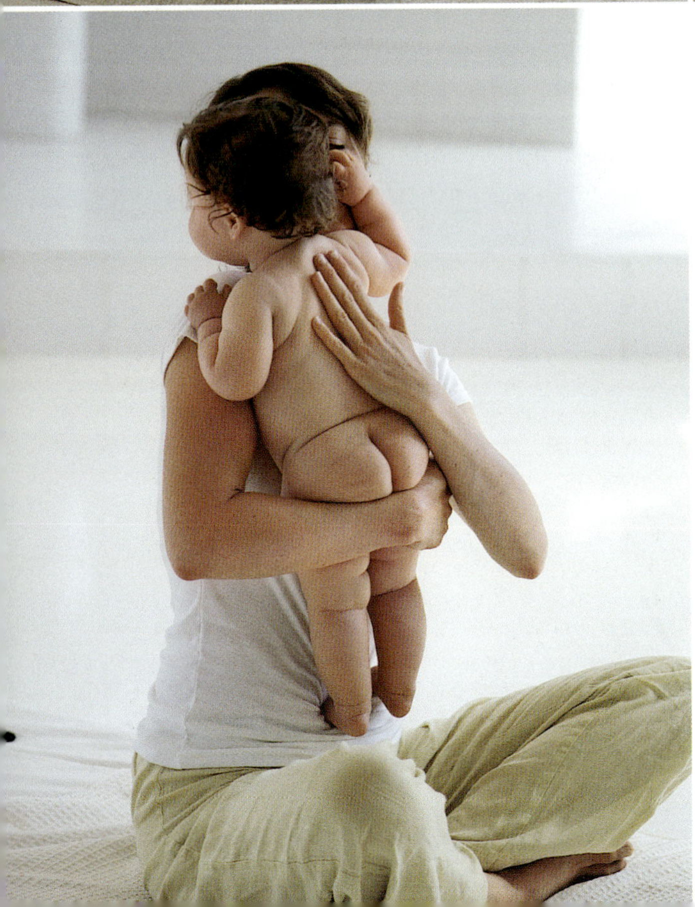

Weitere Positionen

Je nach den speziellen Bedürfnissen Ihres Babys und der Art seiner Reaktionen, können Sie auch nach anderen Positionen suchen. Falls Ihr Baby nicht gerne auf dem Rücken liegt, setzen Sie es auf Ihre Knie, den Rücken an Ihren Bauch gelehnt; auf diese Weise kann es seine Umgebung betrachten **3**. In dieser Position können Sie seine Füße, seine Beine, seinen Bauch, seine Brust, seine Schultern, seinen Kopf und sein Gesicht massieren. Wenn es noch sehr klein ist, schieben Sie Ihren Unterarm unter seine Achseln, und neigen Sie es ein wenig nach vorne **4**; dann haben Sie mit Ihrer freien Hand Zugang zu Rücken, Po, Hals und Hinterkopf. Wenn Ihr Baby sich aufrichten möchte, oder wenn es Zeit für noch mehr körperliche Nähe und Liebkosungen ist, drücken Sie es an sich **5**, und massieren Sie ihm den Rücken, die Rückseite der Beine, den Kopf …

Die Qualität der Berührung

Was den Erfolg einer Massage ausmacht, geht weit über die einfache Bewegung der Hände hinaus. In der Regel ist es für eine Mutter allerdings etwas ganz Natürliches, ihr Kind zu berühren oder zu massieren. Lassen Sie sich also einfach von Ihrer Intuition leiten, und achten Sie auf die Reaktionen Ihres Babys.

Ölen Sie Ihre Hände

Wärmen Sie Ihre frisch gewaschenen Hände, indem Sie sie aneinander reiben. Ölen Sie sie ein, damit die Haut weich wird. Legen Sie dann Ihre Hände ganz sanft auf den Körper Ihres Babys. Und schon haben Sie Kontakt zu ihm aufgenommen.

Atmen Sie ruhig

Versuchen Sie, gleichmäßig und tief zu atmen. Lassen Sie sich von Ihrem Atem wiegen, und stimmen Sie Ihre Bewegungen darauf ab. Es ist Ihr gesamter Körper, der an der Massage teilnimmt und durch Ihre Hände spricht. Schließen Sie für einen Moment die Augen, und entdecken Sie mit den Händen den Körper Ihres Babys.

Die Sensibilität der Finger

Die Finger verfügen über eine Vielzahl sensorischer Nervenzellen, die zu einem besonders ausgeprägten Empfindungsvermögen führen. Die ayurvedische Lehre ordnet jedem Finger eines der fünf Elemente zu. Da jedem einzelnen bei der Massage eine besondere Bedeutung zukommt, werden die Finger gezielt eingesetzt. Auch beim Einsatz der Hände wird variiert: So wird mal mit der Handfläche, mal mit dem Handrücken massiert, mal mit der rechten, mal mit der linken Hand.

Eine emotionale Hülle

Sobald Sie mit der Massage begonnen haben, sollten Sie möglichst ständig Kontakt mit dem Körper Ihres Babys halten. Ihr Baby wird sich auf diese Weise ebenso geborgen und sicher wie auch geliebt fühlen. Machen Sie einfach einmal einen Selbstversuch, und lassen Sie sich massieren: Während einer guten Massage erfahren Sie eine tiefe Entspannung, sind stark sensibilisiert und offen – jede größere Störung und Unterbrechung im Bewegungsablauf wirken in dieser Situation irritierend und können rasch ein Gefühl von unangenehmer Leere hervorrufen. Eine negative Erfahrung, die Sie Ihrem Baby ersparen sollten.

DIE FRAGE NACH DER INTENSITÄT

Eine der von Müttern am häufigsten gestellten Fragen ist die nach der Intensität der Massage: Soll man eher kräftig drücken oder lieber nur sanft über den Körper streichen? Letztlich ist beides möglich, und es gibt vor allem zahlreiche Varianten, die zwischen diesen „Extremen" liegen. Bedenken Sie immer, dass Sie Ihr Baby mit der Massage liebkosen und ihm etwas Gutes tun möchten. Setzen Sie Ihre Hände also mit Bedacht – sanft, aber bestimmt – ein. Das Baby wird so gleichermaßen Ihre Zärtlichkeit wie auch Ihre Kraft spüren. Egal, ob leicht oder eher fester – jede Ihrer Berührungen hat ihre eigene Wirkung und ihren besonderen Wert. Spielen Sie also ruhig ein wenig mit deren Intensität und Tempo. Lassen Sie sich davon leiten, wie Ihr Baby reagiert: Seien Sie ein ebenso aufmerksamer wie einfühlsamer Beobachter, und passen Sie sich an.

Verbundenheit durch die Bewegung

Bevor Sie sich auf die Massage einzelner Körperteile konzentrieren, sollten Ihre Bewegungen und Griffe zunächst den ganzen Körper Ihres Babys einbeziehen. Auch wenn man jeden Körperteil für sich und einen nach dem anderen massiert, ist es wichtig, zwischendurch immer wieder zu einer ganzheitlichen Bewegung zurückzukehren. So werden Einzelaktionen in eine Gesamtheit integriert und das Kind wieder als ein Ganzes wahrgenommen – und nicht als die Summe anatomischer Einzelelemente.

Bleiben Sie immer in Kontakt

Eine den ganzen Körper einbeziehende Bewegung bietet sich immer dann an, wenn sich das Kind bewegt oder umdreht. Sie erlaubt Ihnen den ständigen Kontakt mit der Haut des Babys und einen fließenden Übergang von einer Bewegung zur nächsten; die Massage wirkt so wie ein schöpferischer Akt, wie ein Tanz der Hände in Harmonie mit dem Körper. Die Abfolge der einzelnen Handgriffe bleibt flexibel und kann sich aus der Situation heraus entwickeln. Zudem wird der Körper des Kindes so durchgehend gut durchblutet und kühlt nicht aus. Die folgende Massagebewegung wird auf der Vorder- und der Rückseite des Körpers angewandt. Wenn Sie sie auf der Rückseite durchführen, liegt Ihr Baby flach auf dem Bauch, die Arme nach vorne ausgestreckt.

Vom Gesäß bis zum Nacken

Beschreiben Sie mit einer Hand einige Kreise über dem Steißbein Ihres Babys. Strecken Sie Ihre Hand aus, und legen Sie sie flach auf seine Wirbelsäule **1**; streichen Sie dann bis zu seinem Nacken hinauf, und breiten Sie Ihre Hand dabei fächerförmig aus **2**. Anschließend fahren Sie die Außenseite seiner Arme entlang bis zu den Fingerspitzen **3**. Wandern Sie auf der Innenseite der Arme zurück **4**, und führen Sie Ihre Hände beidseitig zur Hüfte hinunter **5**.

1

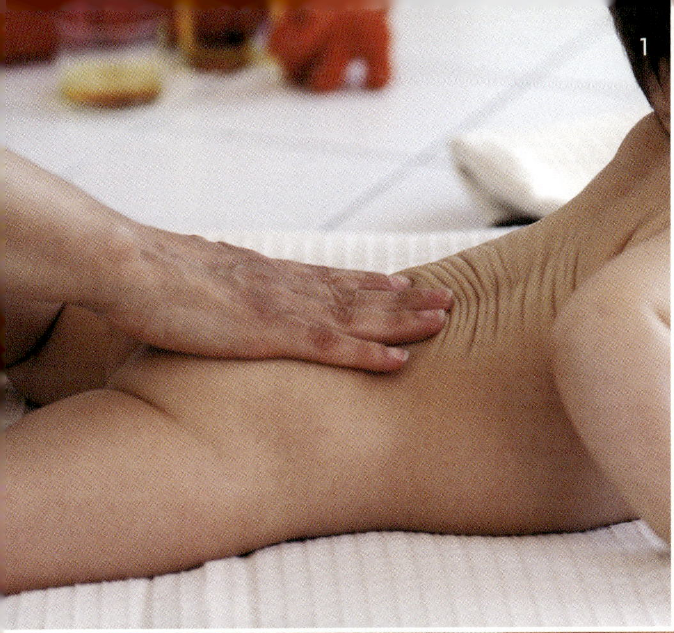

2

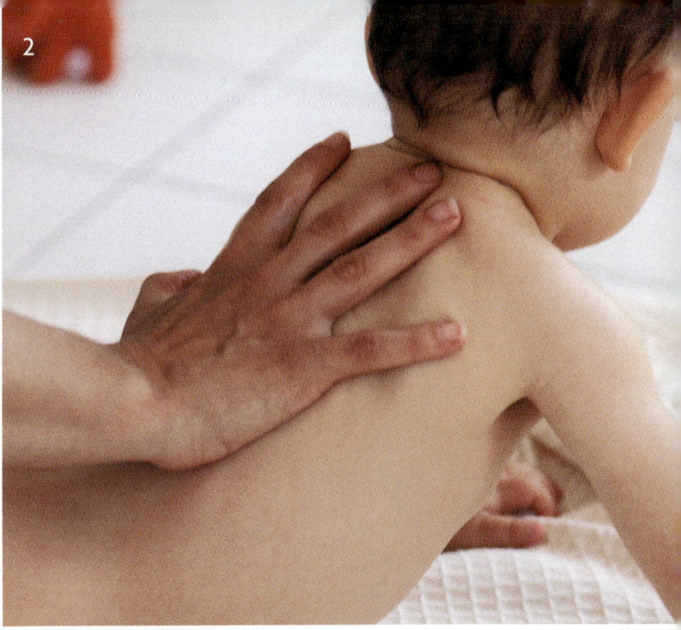

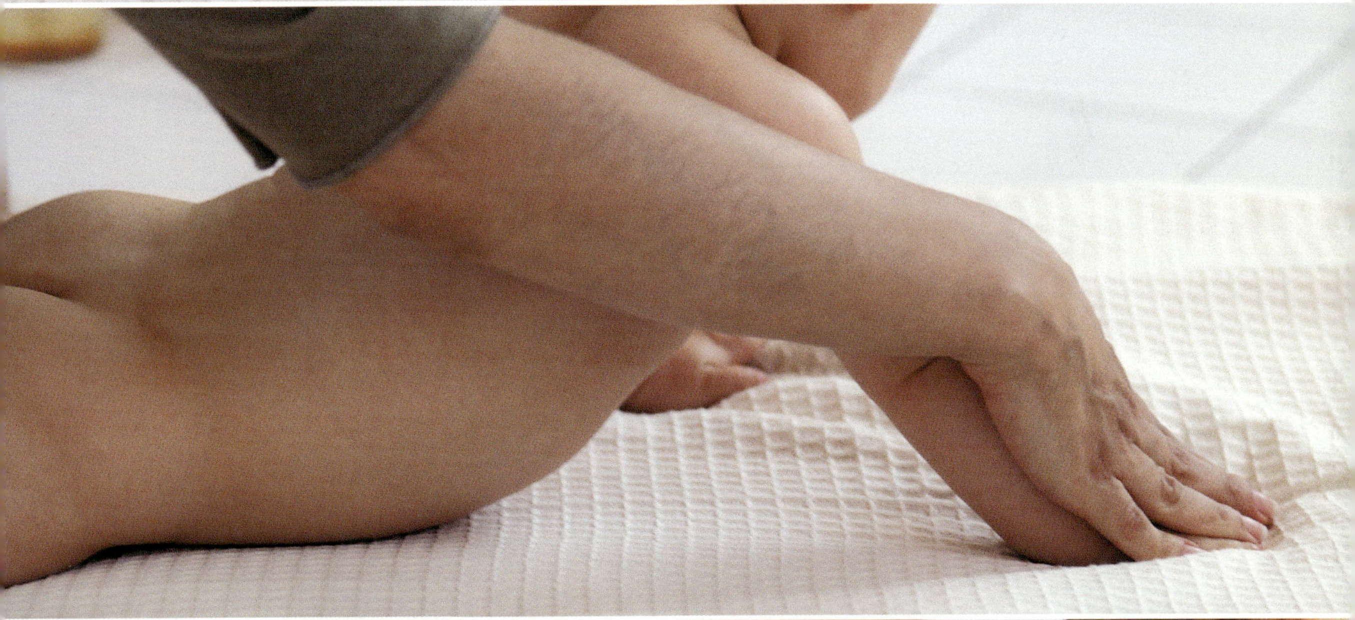

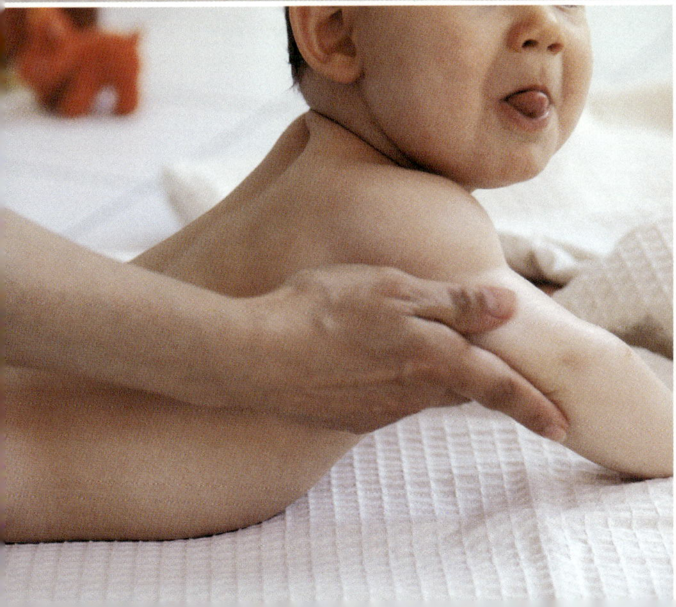

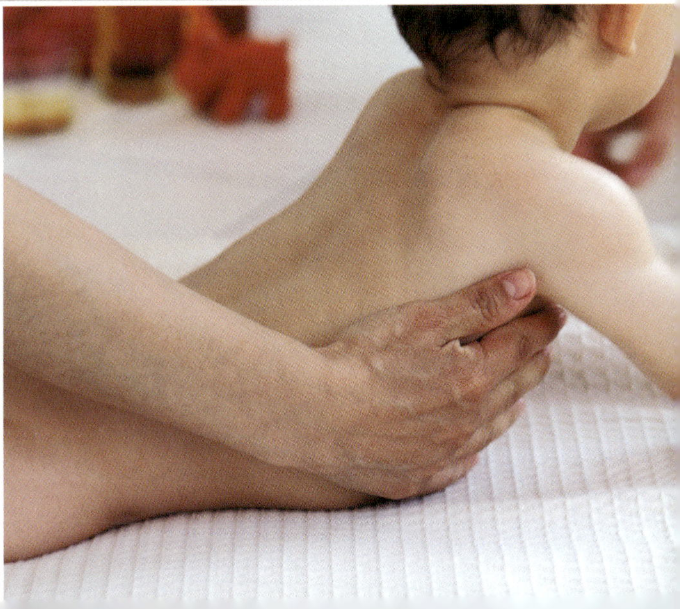

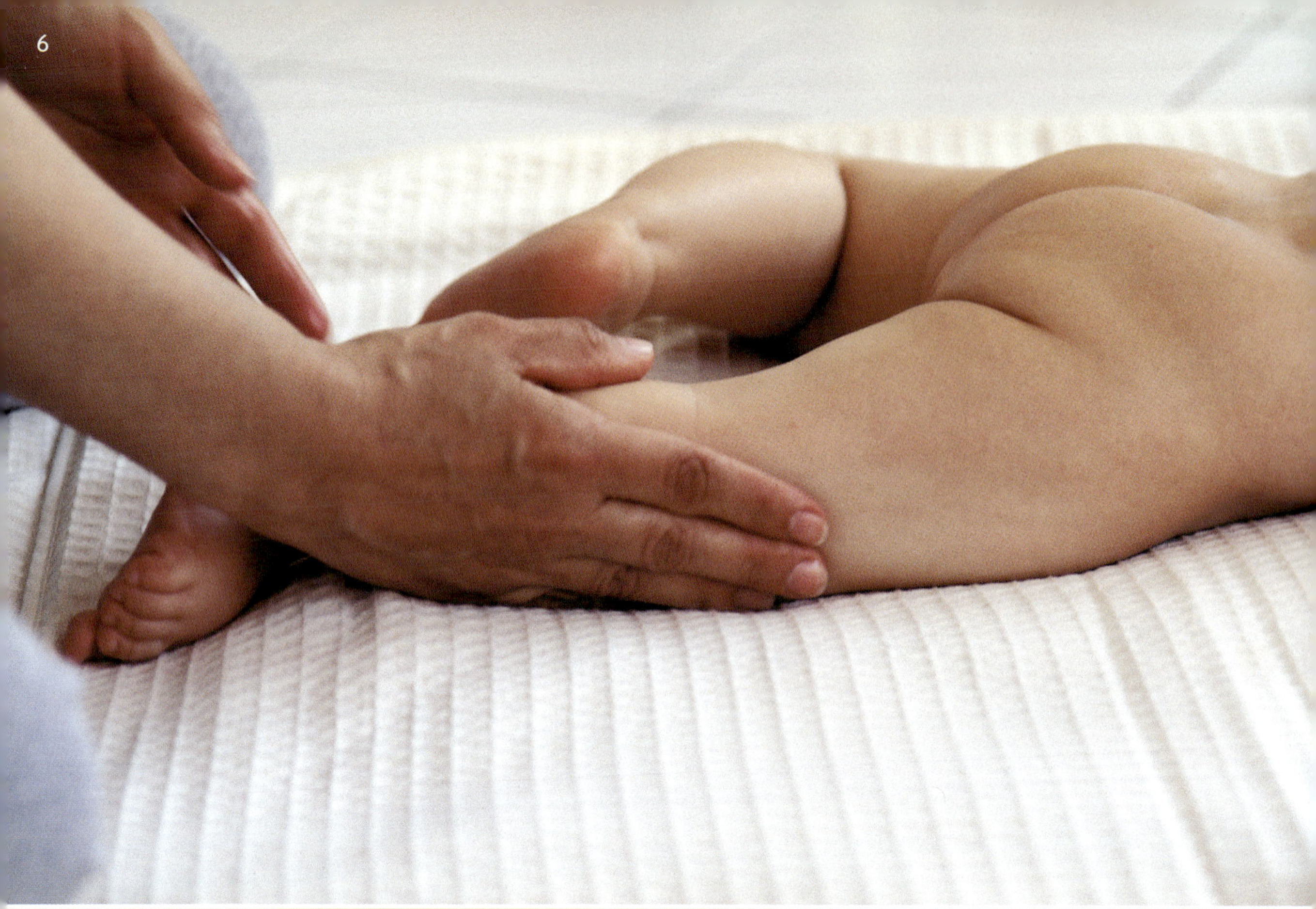

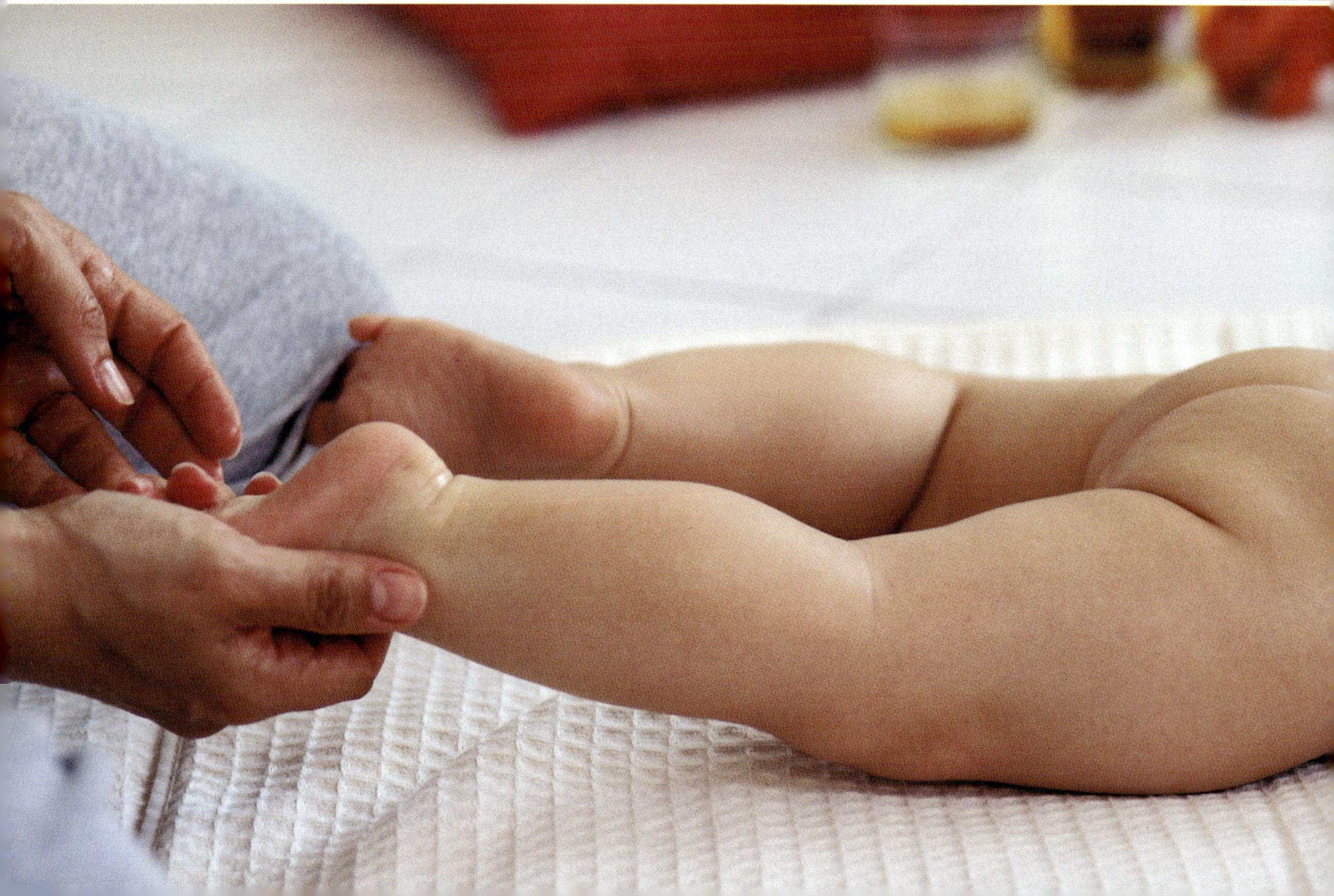

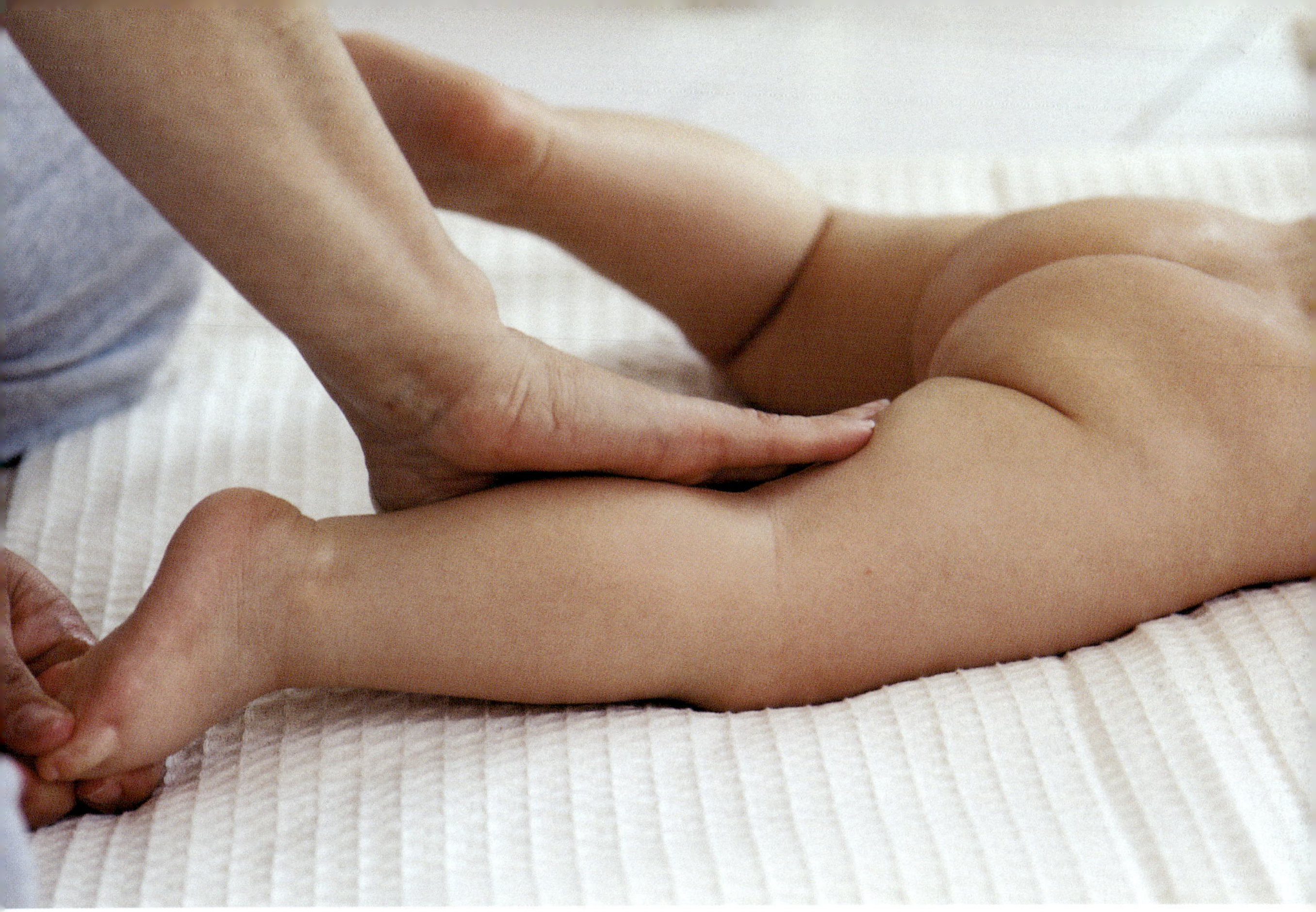

Über die Beine bis zu den Füßen

Setzen Sie die Bewegung entlang des rechten Beins – zuerst auf der Außenseite – bis zur Fußspitze fort **6–7**, dann kehren Sie auf der Beininnenseite wieder zum Po zurück **8**. Beschreiben Sie auf dem Gesäß mehrere Schleifen in Form einer liegenden Acht bzw. eines Unendlichkeitszeichens (∞), und wiederholen Sie den Bewegungsablauf beim linken Bein.

Wiederholung und Variation

Nachdem der kleine Körper nun einmal in seiner Gesamtheit massiert wurde, können Sie den Bewegungsablauf wiederholen und dabei sowohl Tempo als auch Intensität variieren: Ob sie langsam und präzise oder schnell und eher flüchtig vorgehen – der Bewegungsfluss sollte immer auch die Fuß- und Fingerspitzen des Babys einbeziehen, um das Gefühl für die Einheit des Körpers zu bewahren. Ein echtes, nicht nur theoretisches, Verständnis für diese komplexen Vorgänge werden Sie letztlich nur durch die Erfahrung am eigenen Leib, sprich dadurch, dass Sie sich selbst einmal massieren lassen, entwickeln können.

Auf der Vorderseite

Nun legen Sie Ihr Baby auf den Rücken und heben seine Arme über den Kopf. Die eben genau beschriebene Massagebewegung wird in selber Form auf der Vorderseite des Körpers durchgeführt. Streichen Sie zunächst mit der Hand sanft im Uhrzeigersinn über den Bauch, und fahren Sie dann hinauf zum Brustbein; streichen Sie über das linke Schlüsselbein zur Schulter, gehen Sie weiter über die Innenseite des Arms bis zum Daumen, wandern Sie über den kleinen Finger wieder herunter, weiter über die linke Seite, dann entlang der Außenseite des linken Beins. Streichen Sie an der Innenseite wieder hinauf bis zum Bauch. Wiederholen Sie die Bewegung für die rechte Seite. Die Massage auf der Vorderseite des Körpers muss unbedingt mit besonderem Feingefühl ausgeübt werden, da dieser Bereich wesentlich sensibler ist als die Rückenpartie.

Die Füße

Um Ihnen das Erlernen der einzelnen Massageschritte zu erleichtern, werden diese im Folgenden für jeden Körperteil gesondert erläutert. Die detaillierte Beschreibung des jeweiligen Ablaufs soll Ihnen als Orientierungshilfe dienen – Ihre besten und zuverlässigsten Ratgeber bleiben jedoch stets Ihre eigene Intuition und Ihre Liebe zu Ihrem Baby. Denn es ist ausschließlich Ihr Kind, das im Mittelpunkt der Massage steht, und nicht die Massagetechnik oder derjenige, der sie anwendet.

Großzügige Bewegungen

Legen Sie Ihr Baby auf den Rücken, und stützen Sie es gut mit Ihren Beinen, oder legen Sie es vor sich auf den Boden. Nehmen Sie Blickkontakt auf, und summen Sie eine Melodie, wenn Sie möchten.

Nehmen Sie einen Fuß Ihres Babys in die Hand. Beginnen Sie mit großzügigen Bewegungen, die den ganzen Fuß einbeziehen. Ölen Sie dabei den Fuß zärtlich, aber zugleich mit Nachdruck ein, und achten Sie darauf, dass Sie ihn nicht kitzeln. Dehnen Sie den Fuß, öffnen Sie ihn, „entfalten" Sie ihn **1–2**.

Jede einzelne Zehe

Massieren Sie jede einzelne Zehe, die Gelenke und die Ballen ebenso wie die Zehenzwischenräume **3–4** – so lange, bis Ihr Baby die Zehen locker gespreizt hat! Nun streichen Sie mit Ihren beiden Daumen in kleinen Bewegungen über die Oberseite des Fußes hin zu den Zehen **5**. Dann kreisen Sie sanft um den Knöchel und arbeiten das Öl im Bereich des Gelenks sorgfältig ein **6**.

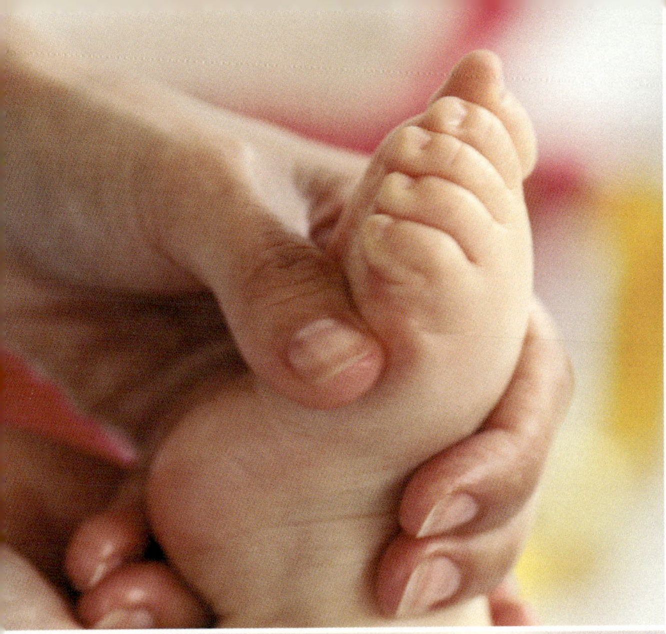
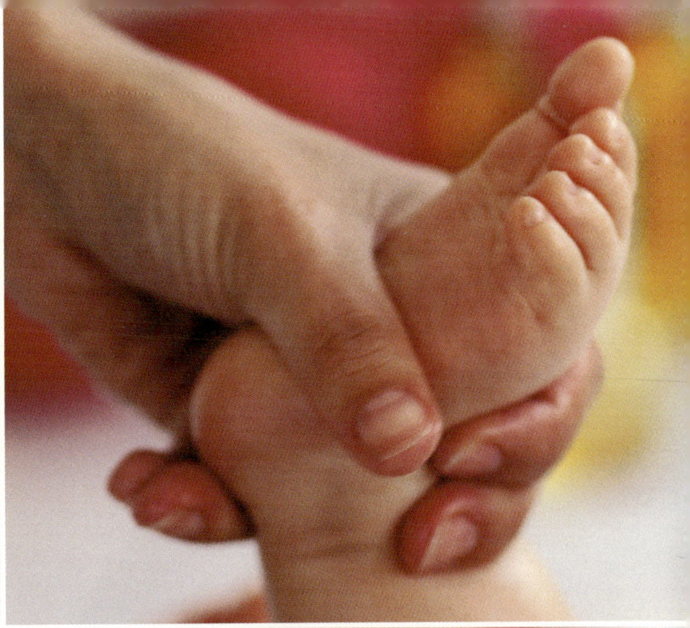
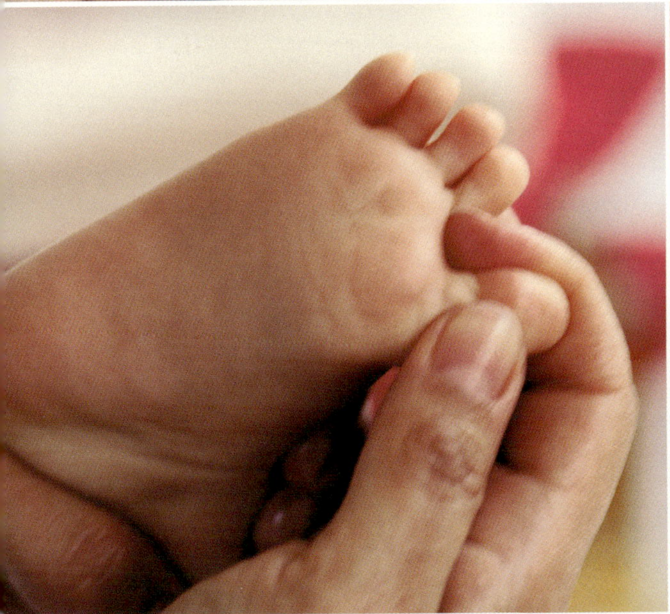
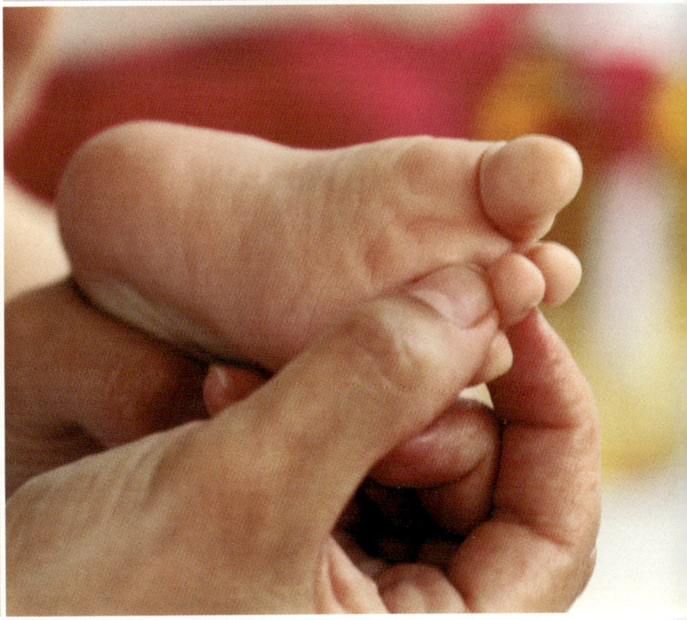
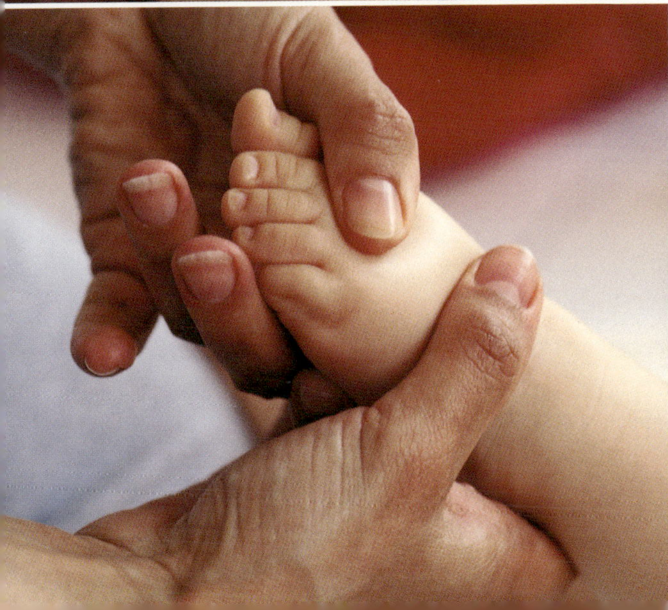
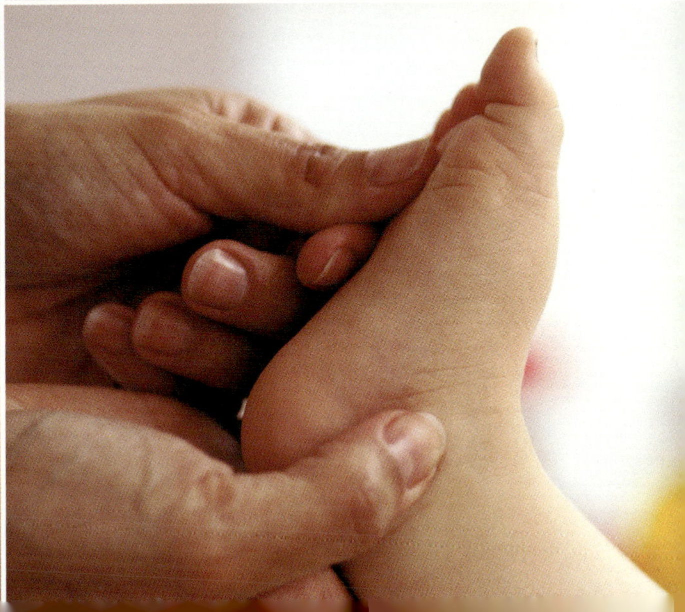

Vom großen Zeh bis zur Ferse

Streichen Sie mit dem Daumen über den inneren Rand des Längsgewölbes: Beginnen Sie an der Außenseite des großen Zehs **7**, und führen Sie die Bewegung bis zur Ferse durch **8**; lassen Sie sich einfach von der Knochenstruktur des Fußes leiten, die die Fußwölbung bildet. Wiederholen Sie den Bewegungsablauf dreimal. Sie können zwischendurch auch beide Füße zusammen massieren. Zum Abschluss legen Sie Daumen und Ringfinger jeder Hand aneinander und berühren damit die Kuppe des großen Zehs **9**.

MÄDCHEN ODER JUNGE

Wenn man ein Mädchen massiert, beginnt man im Ayurveda mit dem linken Fuß, wenn es sich um einen Jungen handelt, mit dem rechten. Dasselbe gilt für die Hände.

DIE LERNPHASE

Wie lange jemand braucht, um die Massage eines Babys zu erlernen, ist von Mensch zu Mensch verschieden – je nachdem, ob es sich um das erste Baby handelt oder ob bereits Erfahrungen im Umgang mit einem Säugling gesammelt wurden – und hängt u. a. auch vom Charakter des Kindes sowie seiner individuellen Bereitschaft für eine Massage ab. Was die rein praktischen Aspekte betrifft, so ist die Massagetechnik leicht zu lernen: Manch einer fühlt sich bereits nach zwei Sitzungen relativ sicher, bei anderen dauert es etwas länger – vor allem wenn es darum geht, Vertrauen in seine eigenen Fähigkeiten und ein tieferes Verständnis für diese besonderen Momente der Nähe zu seinem Baby zu entwickeln.

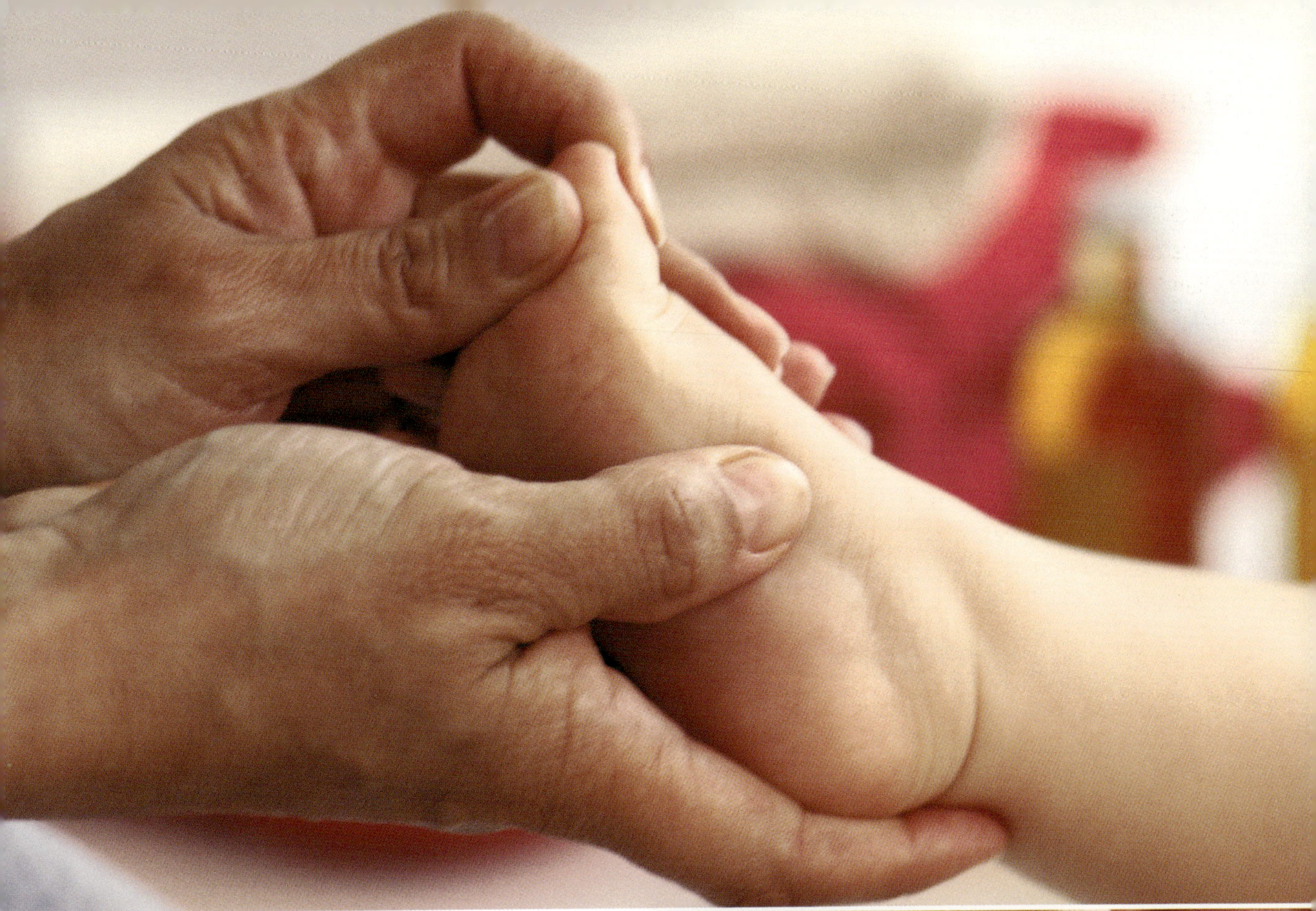

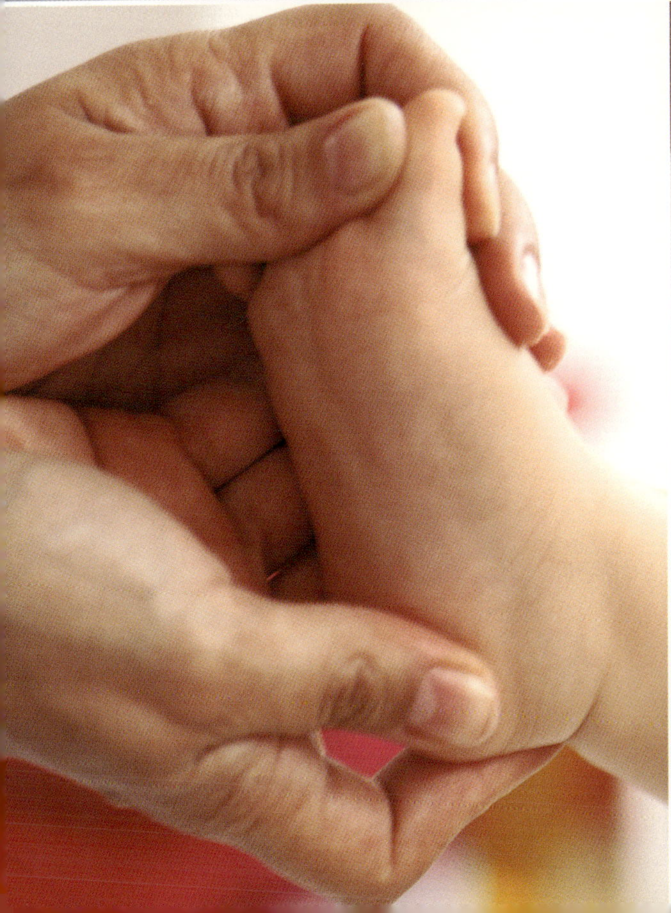

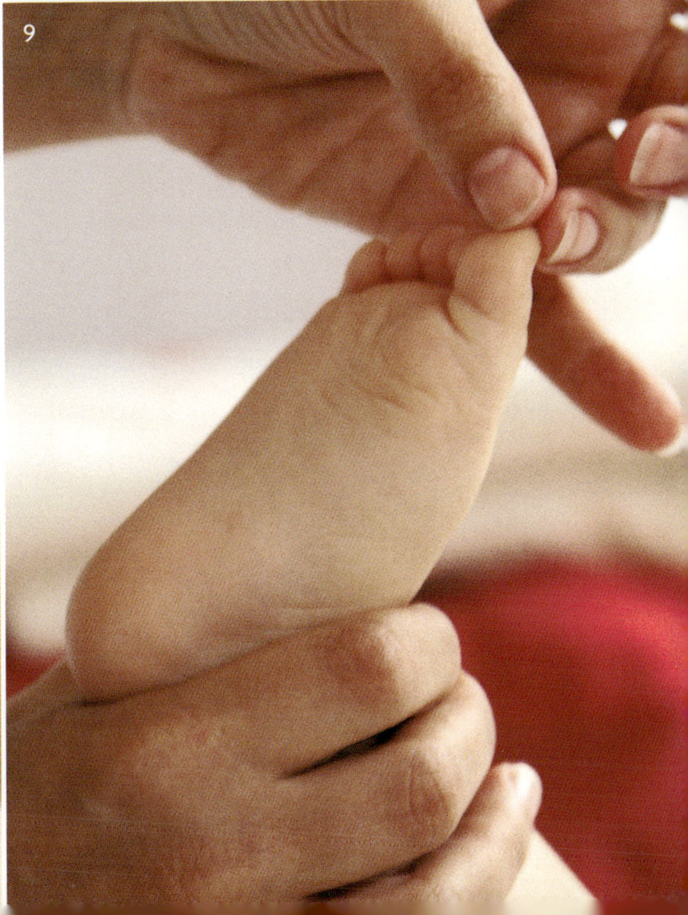

9

Die Beine

Die Massage der Beine hat auf das Baby eine äußerst entspannende Wirkung. Hält es sie in der Regel oft angewinkelt an seinem Bauch oder strampelt es heftig, so werden Sie nach der Massage feststellen, dass Ihr Baby nach und nach loslässt und seine Beine komplett streckt. Es entwickelt allmählich ein neues Raumgefühl und löst sich vorübergehend von seiner Fötushaltung, um sich der Welt zu öffnen.

Erst glättende, ...

Geben Sie erneut Öl in Ihre Hände. Beginnen Sie, ein Bein Ihres Babys zu massieren, indem Sie das Öl großzügig und mit glättenden Bewegungen verteilen. Achten Sie hierbei unbedingt auf die Richtung: Wandern Sie mit Ihrer Hand auf der Innenseite des Beins nach oben **1–2** bis zur Hüfte **3**. Die Hand liegt flach auf. Dann massieren Sie entlang der Außenseite des Beins wieder hinunter **4**. Wiederholen Sie diesen Bewegungsablauf mehrmals, und streben Sie dabei nach einem flüssigen und regelmäßigen Rhythmus.

... dann schraubende Bewegungen

Legen Sie Ihre beiden Hände ringförmig, wie eine „Spange", um das Bein, und massieren Sie es in einer gegenläufigen Drehbewegung der beiden Hände bis hinauf zur Leiste **5–6**. Beziehen Sie auf jeden Fall auch den Fuß mit ein, damit Ihr Baby ein Gefühl von Einheit erfährt. Anschließend führen Sie die Massage auch am anderen Bein durch.

Es ist sehr wichtig, dass die Haut Ihres Babys während der gesamten Massage gut geölt ist: So lässt sich eine für das Baby unangenehme Reibung vermeiden, und die Haut rötet sich nicht. Mithilfe des Öls gleiten die Hände mühelos über den kleinen Körper und können ihn dabei sanft umschließen.

Die Gelenke

Massieren Sie nun unter Einsatz Ihres Daumens mit kleinen kreisenden Bewegungen vom Knöchelgelenk **7** bis zur Leiste **8**. Dem Bereich um das Knie können Sie sich etwas ausgiebiger widmen und dabei sanft das Gelenk erspüren.

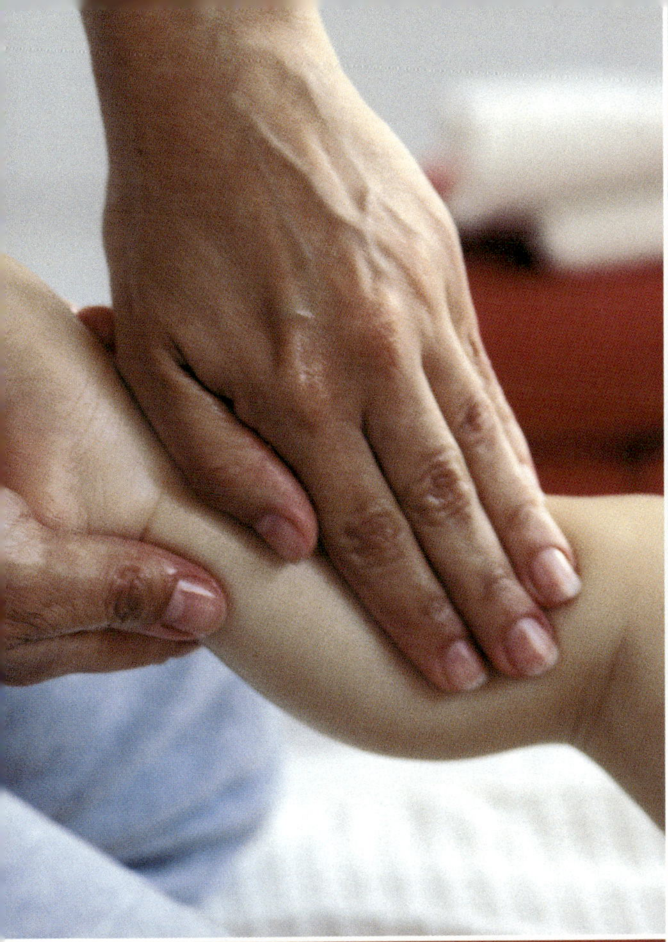
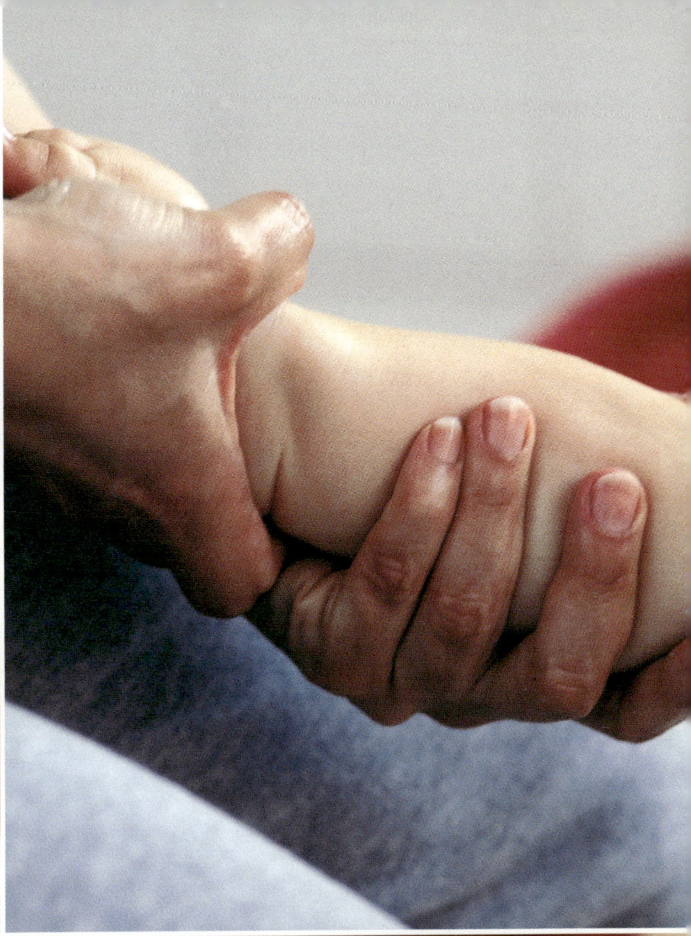
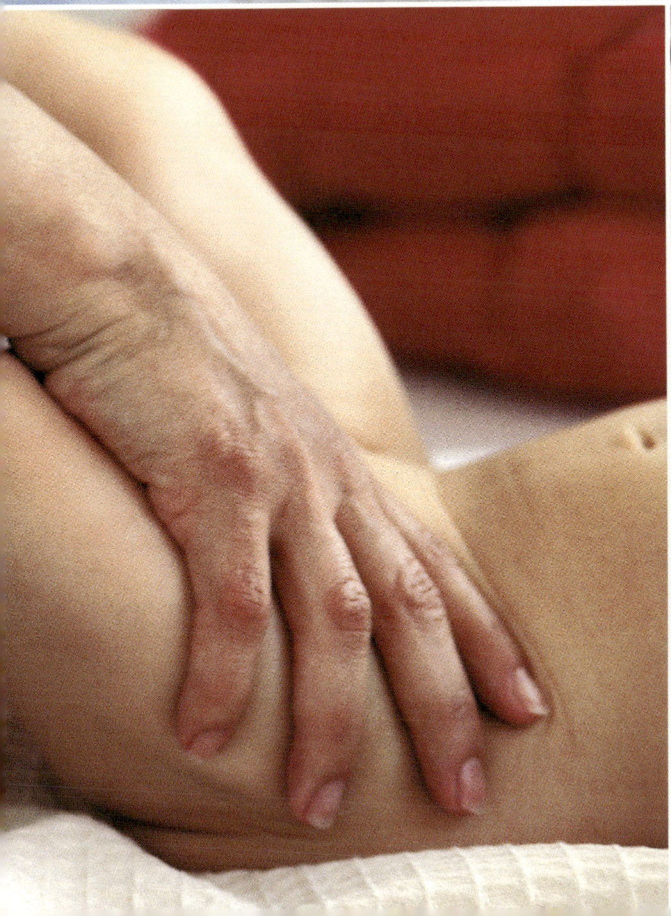
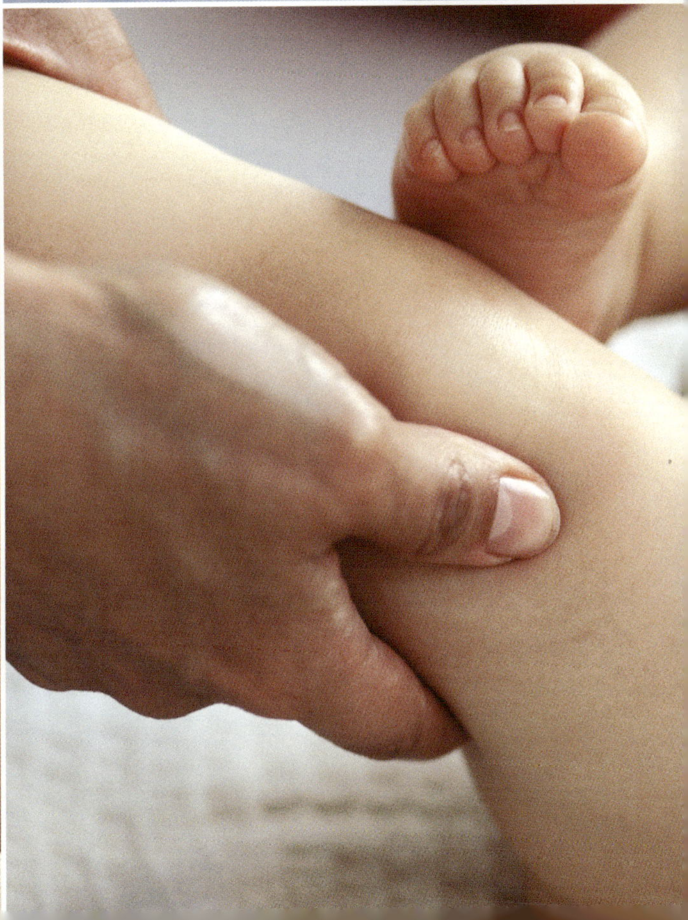

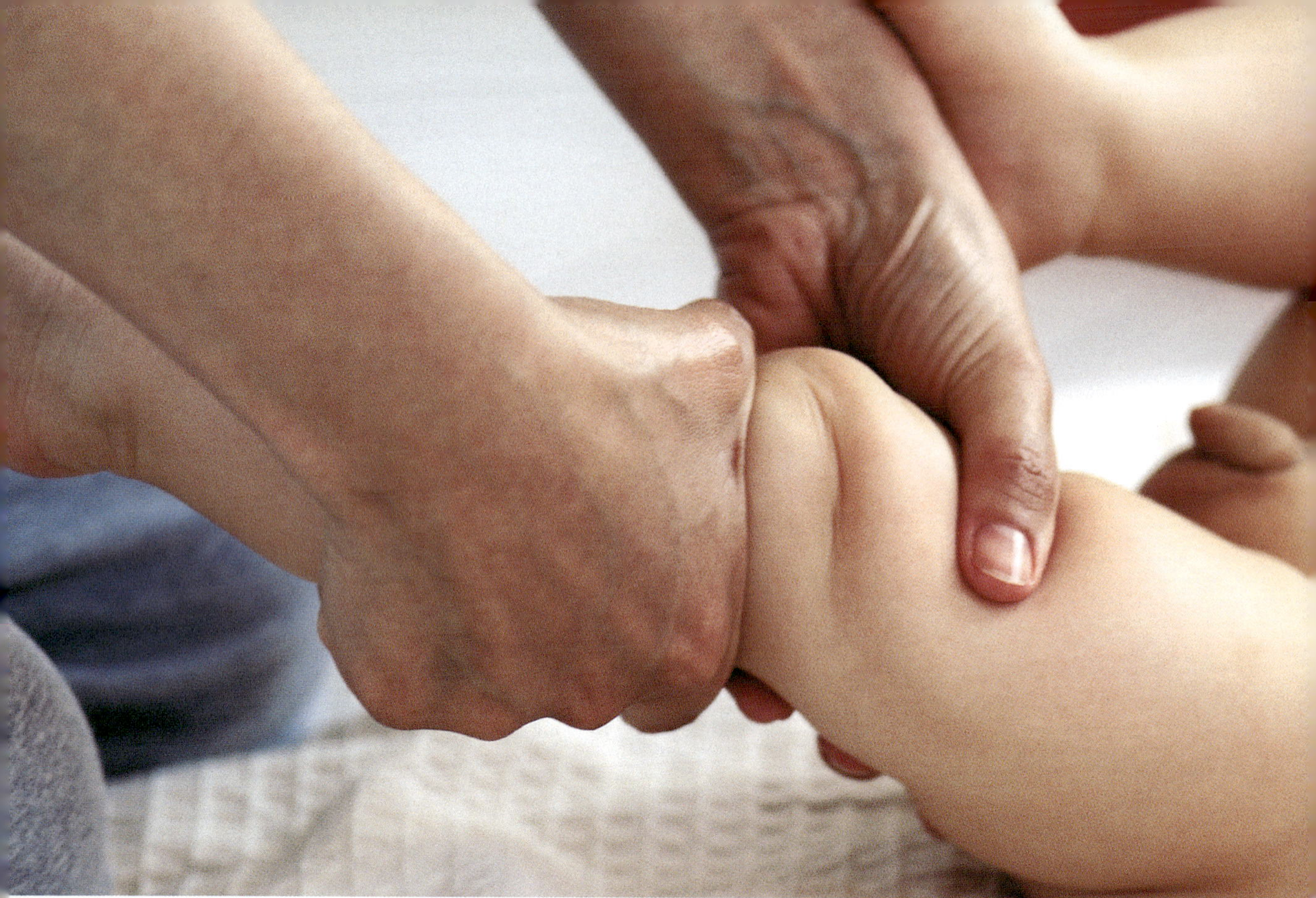
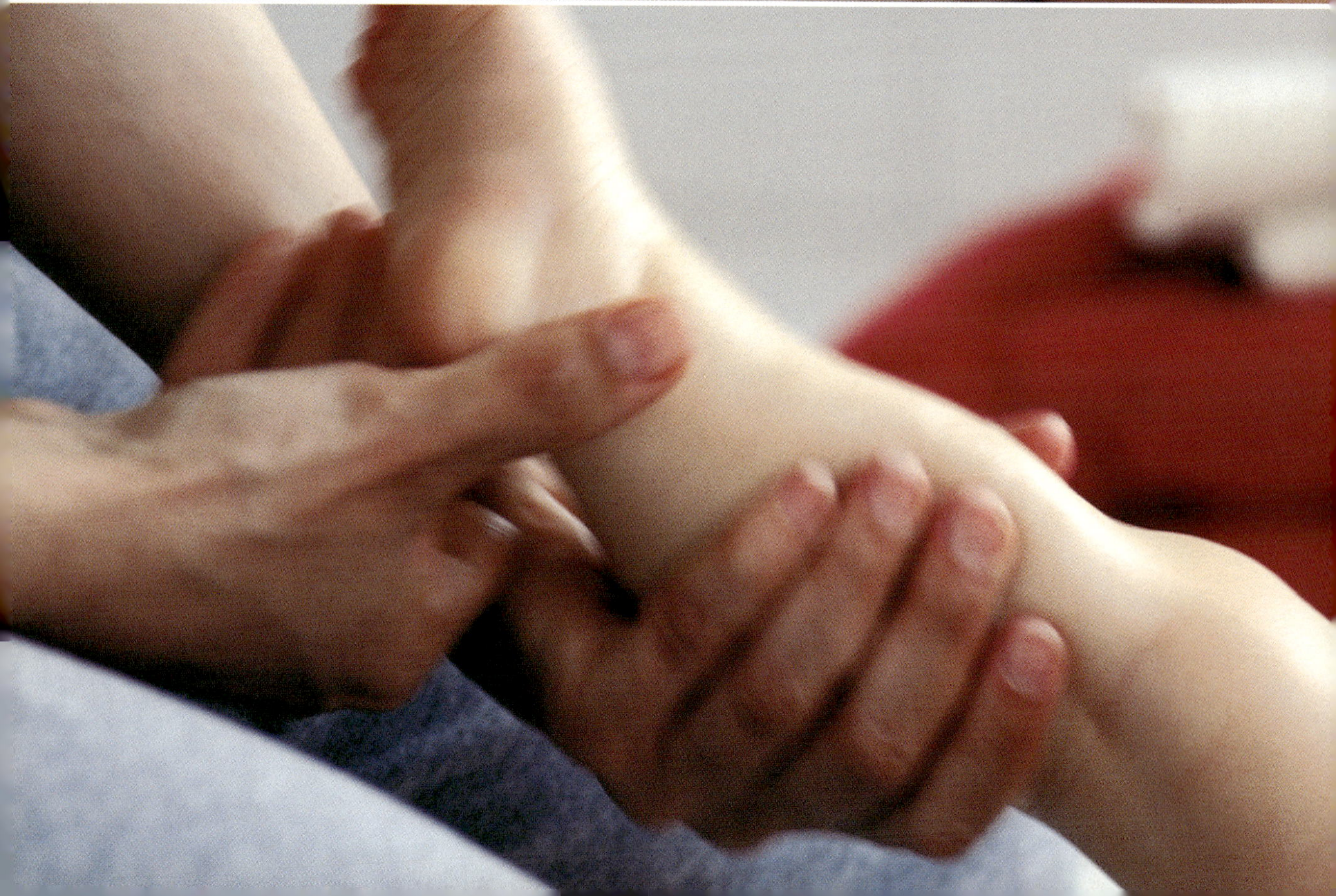

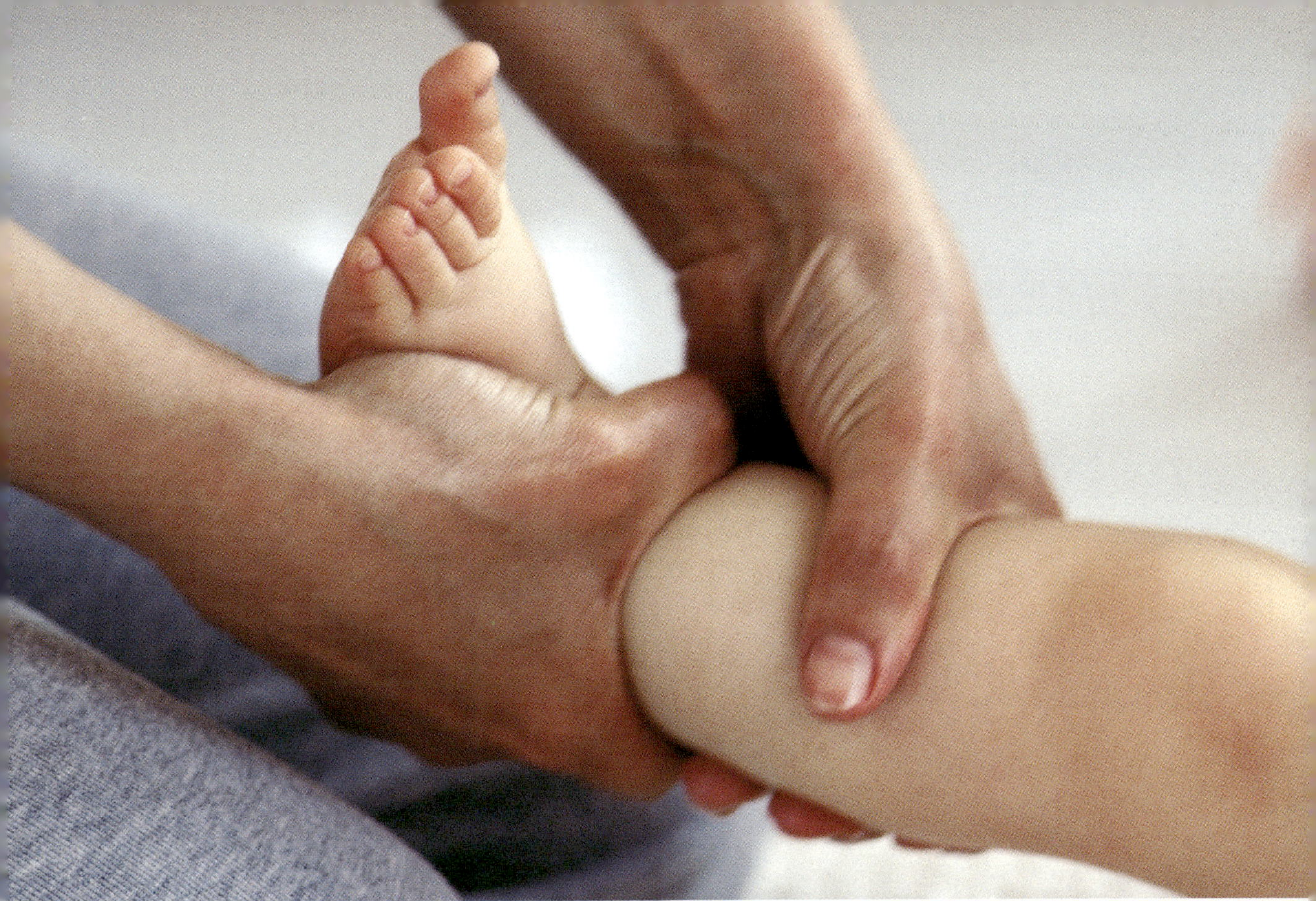

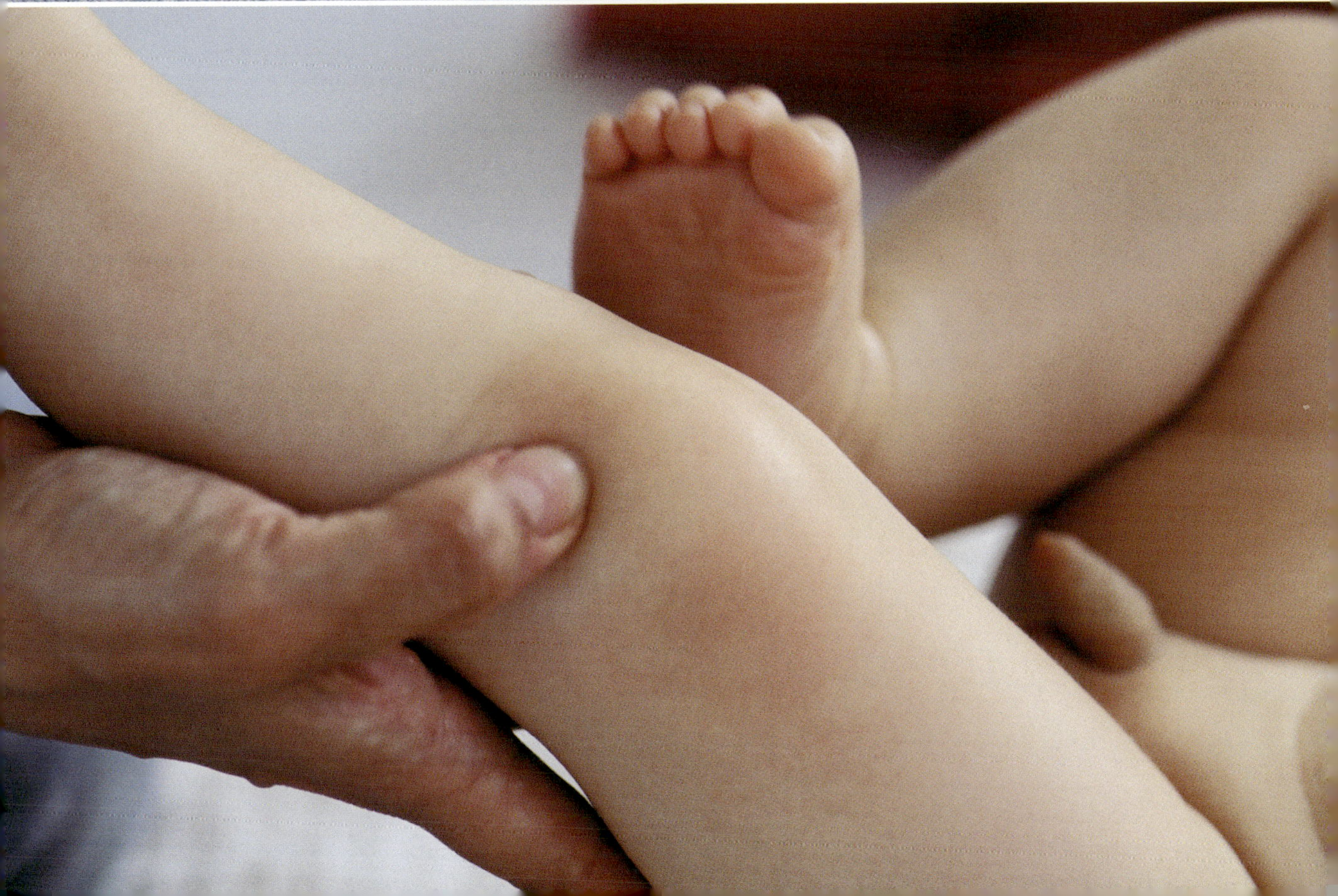

Po und Bauch

Babypopos stecken die meiste Zeit in Windeln und Strampelanzügen: Da wirkt eine Massage dieser strapazierten Partie äußerst wohltuend; Zudem wird hier auch das Kreuzbein (lat. sacrum) einbezogen, ein Bereich, der für das allgemeine Gleichgewicht von großer Bedeutung ist. Die Bauchmassage beruhigt das Kind; sie harmonisiert die Bauchatmung und lindert Verdauungsbeschwerden wie Verstopfung, Bauchschmerzen oder Blähungen.

Ein lockeres Becken

Geben Sie etwas Öl in Ihre Hände. Gleiten Sie mit der rechten Hand, die Handfläche nach oben, unter den Po Ihres Babys **1**, und schieben Sie dann auch Ihre linke Hand darunter **2**. Während Sie nun Ihre rechte Hand wieder etwas zurückziehen, gleiten Sie gleichzeitig mit Ihrer linken Hand weiter bis zum unteren Rücken. Wiederholen Sie diese fließenden Bewegungen mehrere Male: Auf diese Weise wiegen Sie das Kind; es schaukelt dabei leicht hin und her und wird dieses „Kommen und Gehen", das ihm ein Gefühl von Sicherheit vermittelt, mit seinem Lachen begleiten. Durch diese Massageübung wird das Becken sanft gedehnt, die Knie drücken dabei leicht auf den Bauch, und das Abgehen von Gasen wird erleichtert.

Ein gelöster Bauch

Nun können Sie den Bauch Ihres Babys massieren – allerdings nur, wenn die letzte Nahrungsaufnahme mindestens eine halbe Stunde zurückliegt. So viel Zeit sollten Sie ihm für die Verdauung auf jeden Fall geben. Legen Sie jetzt vorsichtig Ihre geölte Hand flach auf den Bauch des Kindes, und erspüren Sie seine Atmung. Die Intensität dieser Berührung richtet sich nach dem Alter des Kindes – je jünger es ist, umso leichter muss sie sein. Beschreiben Sie nun mit Ihrer Hand immer größer werdende Kreise im Uhrzeigersinn; langsam und regelmäßig **3–4**.

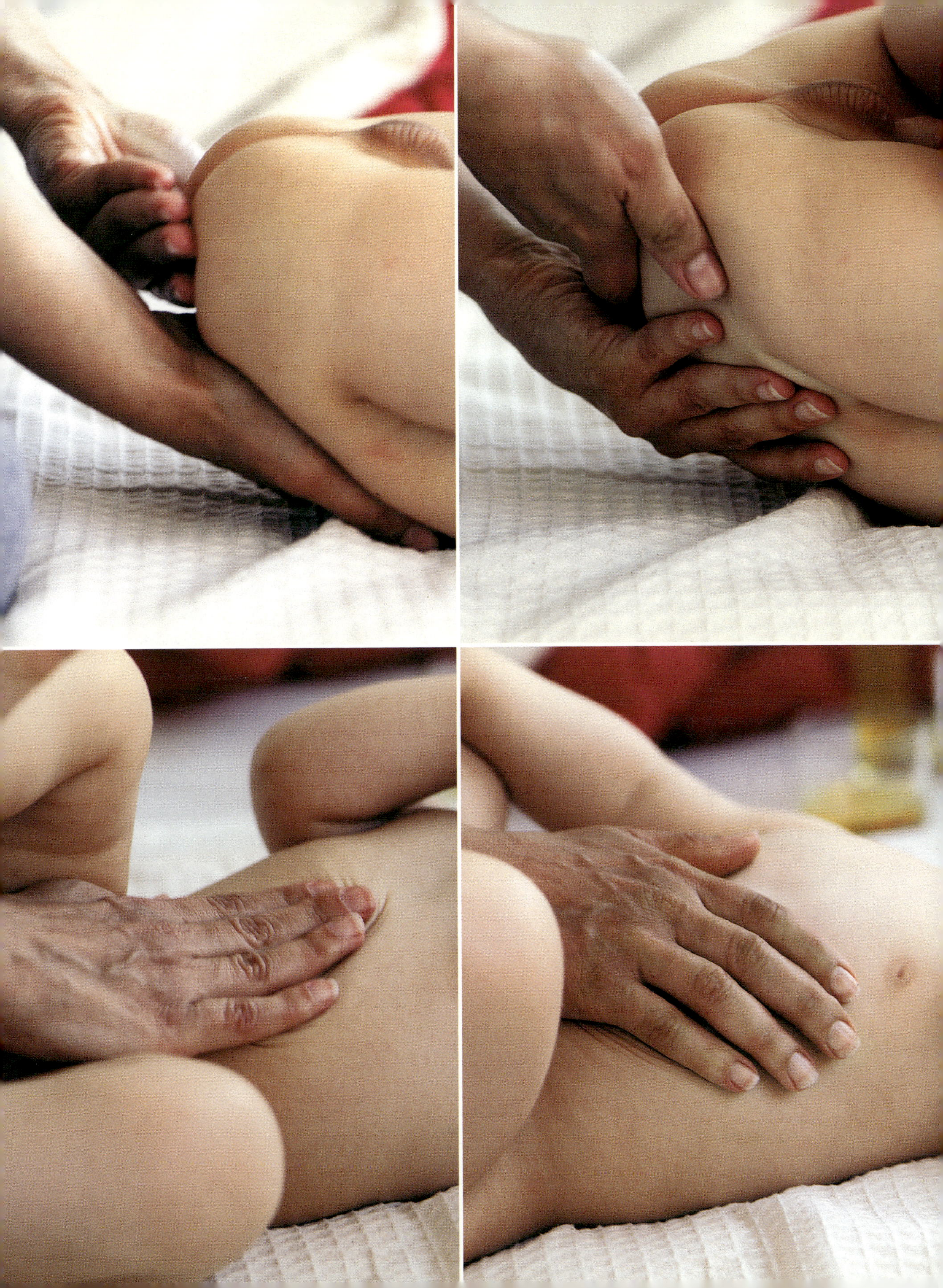

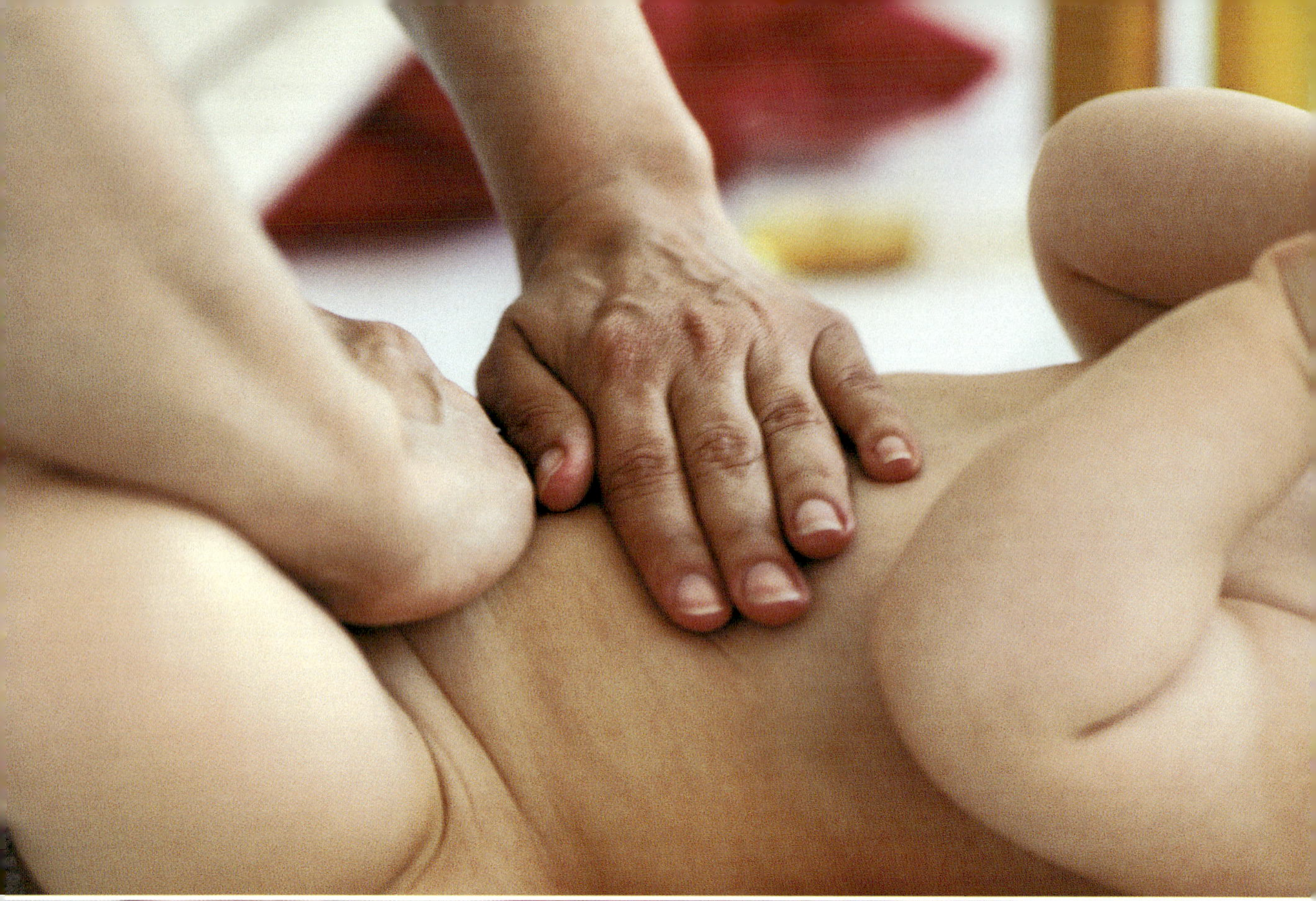

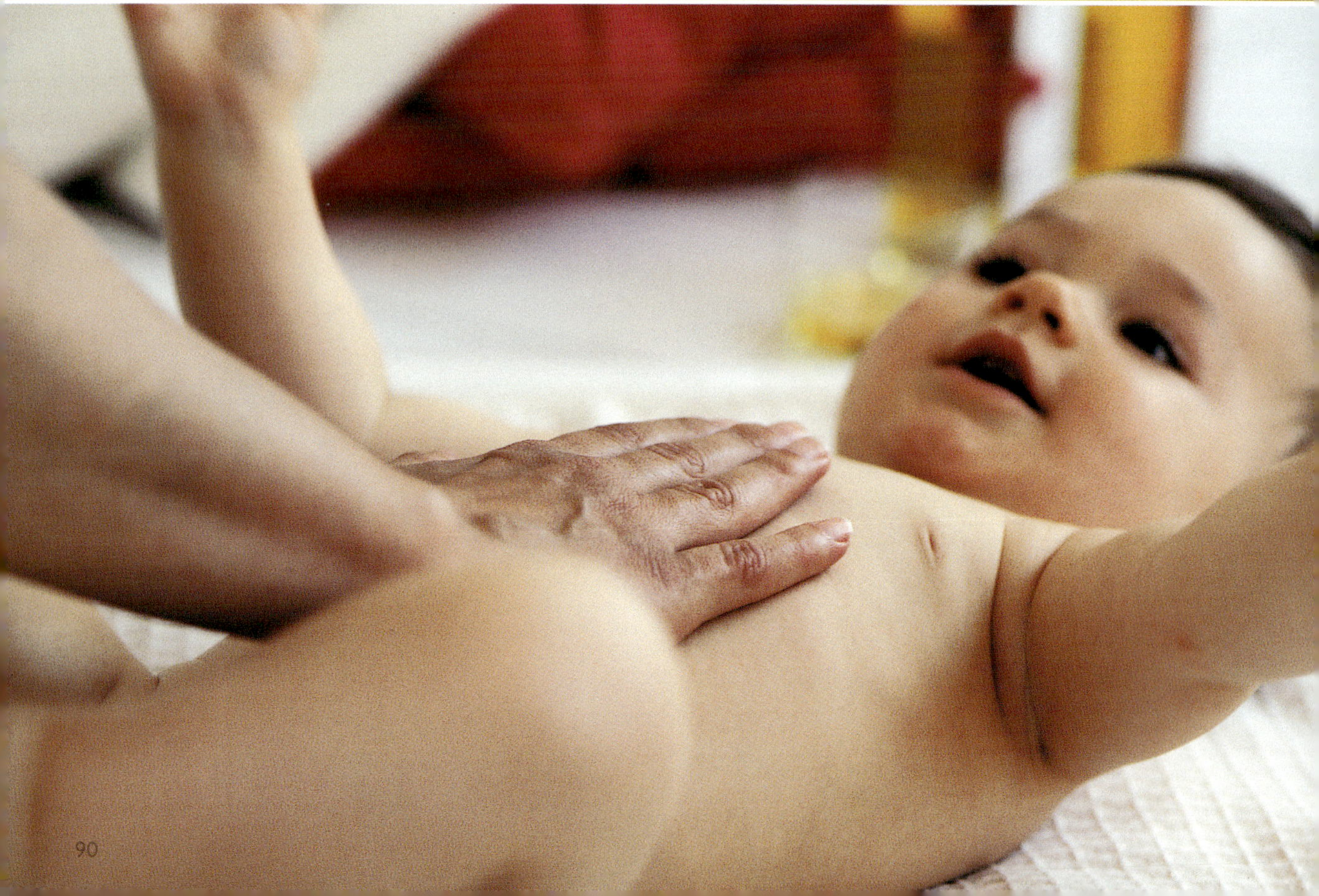

Bei Schmerzen

Wenn Ihr Baby unter Bauchkrämpfen leidet (siehe auch Seite 121), können Sie seinen Bauch von oben nach unten massieren, vom Solarplexus bis zum Schambein. Streichen Sie abwechselnd mit der flachen Hand – erst mit der rechten, dann mit der linken Hand – von oben nach unten; der Wechsel zwischen beiden Händen sollte fließend sein **5**. Wenn Sie merken, dass sich Ihr Baby durch diese Massage besser fühlt, weil beispielsweise Luft abgeht und Spannungen im Bereich der Verdauungsorgane gelockert werden, sollten Sie sie wiederholen.

Beenden Sie diese Massage, indem Sie Ihre Hand auf den Nabel des Babys legen. Konzentrieren Sie sich währenddessen auf seine Atmung **6**.

GRUPPENDYNAMIK

Denken Sie einmal darüber nach, ein Babymassagetreffen mit mehreren Müttern und ihrem Nachwuchs zu organisieren. Damit bietet sich für die Erwachsenen eine gute Gelegenheit, ihre elterlichen Erfahrungen untereinander auszutauschen, und die Kinder beschäftigen sich problemlos miteinander, auch wenn sie unterschiedlichen Alters sind. In der Regel eignet sich eine Gruppe von drei bis maximal fünf Babys. Achten Sie unbedingt auf eine harmonische Stimmung, denn Babys reagieren sehr sensibel auf ihre Umgebung: Fängt ein Kind an zu weinen, so lassen die Tränen der anderen meist auch nicht lange auf sich warten.

Brust, Schultern und Nacken

Die Massage der Brust führt zu einer Öffnung des Brustkorbs und lässt das Baby so in diesem Bereich freier atmen. Darüber hinaus fördert sie die Beweglichkeit der Arme. Die Massage der Schulterpartie dagegen lockert die Halswirbel und die Gelenke. Sie wird Ihrem Baby besonders gut tun, sobald es beginnt, sich auf den Bauch zu drehen und sich mit seinen Armen abzustützen.

Eine öffnende Bewegung

Legen Sie Ihre beiden Hände flach auf die Brust Ihres Babys **1**. Nun lassen Sie sie jeweils über seine Brust nach außen weggleiten, so als wollten Sie die Seiten eines Buchs glätten **2**.

Diese Bewegung können Sie variieren, indem Sie die Achseln des Babys miteinbeziehen und dann seitlich am Körper hinabstreichen **3**. Dann wandern Sie mit Ihren Händen vom Solarplexus aus nach oben und wiederholen in Brusthöhe die große, öffnende Bewegung vom Anfang. Wenn Ihr Baby seine Arme weiter ausgestreckt liegen lässt, streichen Sie noch einmal „öffnend" über die Brust und verlängern die Bewegung, indem Sie sie entlang der Arme bis zu den Fingerspitzen fortlaufen lassen **4**.

MASSAGE UND KUSCHELTIER

Falls Ihr Baby sein Kuscheltier während der Massage unbedingt behalten will, so sollte und wird Sie das nicht weiter stören. Hauptsache, Ihr Kind fühlt sich wohl. Und denken Sie daran: Die Massage ist eine Zeit der Entspannung.

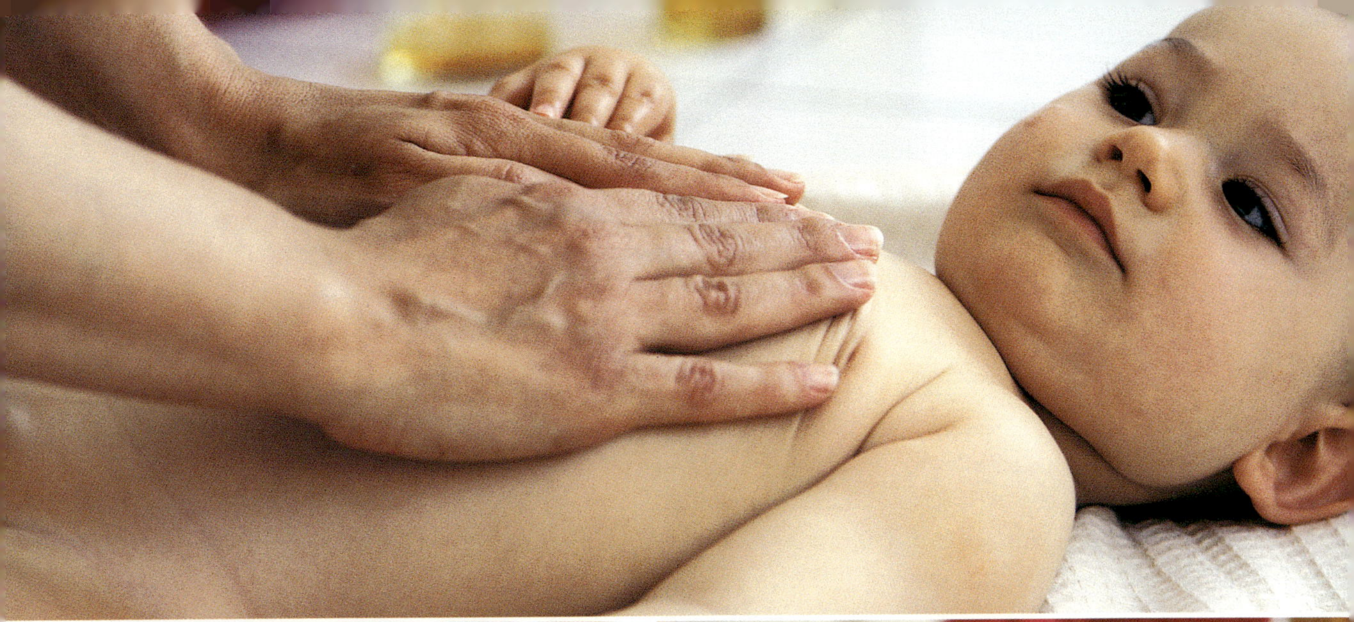

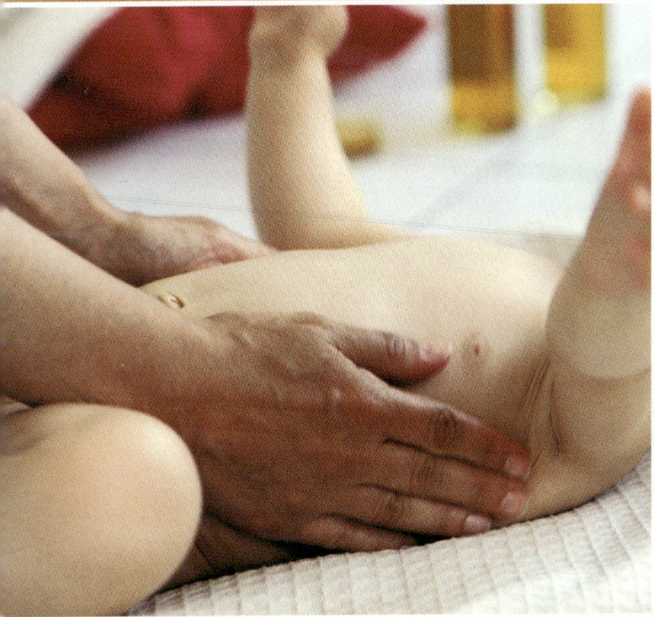

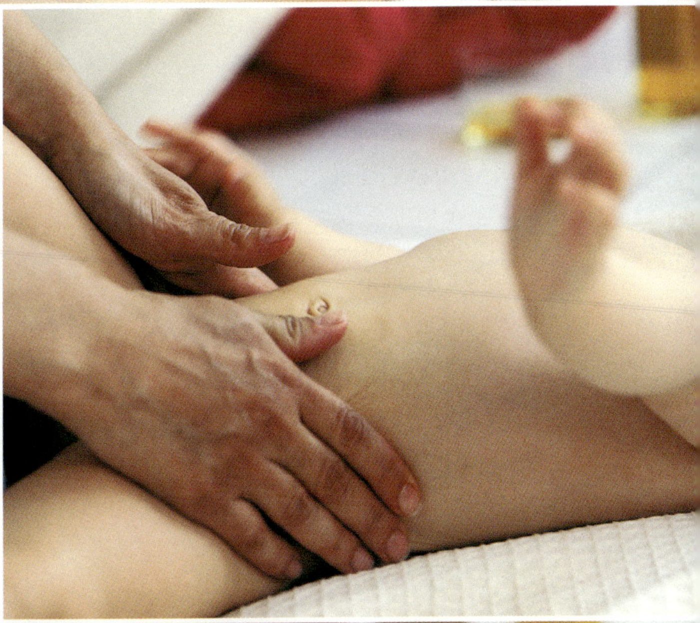

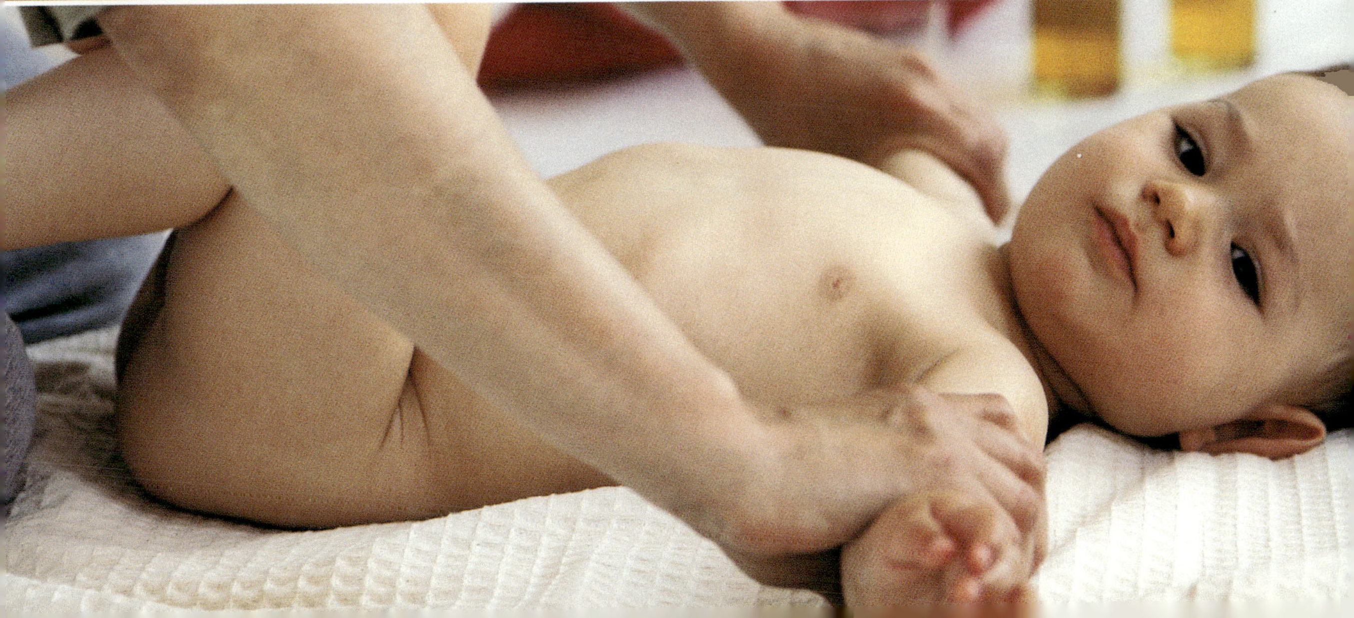

Die diagonale Variante

Eine weitere Möglichkeit, die Brustmassage zu variieren, ist folgende: Streichen Sie mit Ihrer rechten Hand vom Herzen diagonal über die Brust zur rechten Schulter Ihres Babys und gleichzeitig mit Ihrer linken Hand zur linken Hüfte **5**. Führen Sie dieselbe Bewegung auf der anderen Seite durch: Lassen Sie Ihre linke Hand zur linken Schulter Ihres Babys gleiten und zugleich Ihre rechte Hand zu seiner rechten Hüfte **6–7**. Abschließend legen Sie Ihre beiden Hände flach auf die Brustmitte. Bei der Brustmassage gilt folgende Grundregel: Massieren Sie immer vom Zentrum nach außen.

Das Klopfen der Brust

Klopfen Sie mit den Fingerspitzen auf das Brustbein und den Brustkasten Ihres Babys **8**. Auf diese Weise werden Schwingungen erzeugt, die häufig dazu führen, dass das Kind selbst Töne und Geräusche produziert, die es erstaunen und amüsieren. Darüber hinaus ist das Klopfen eine sehr sanfte Möglichkeit, bei Erkältungen das Abhusten von Schleim zu erleichtern.

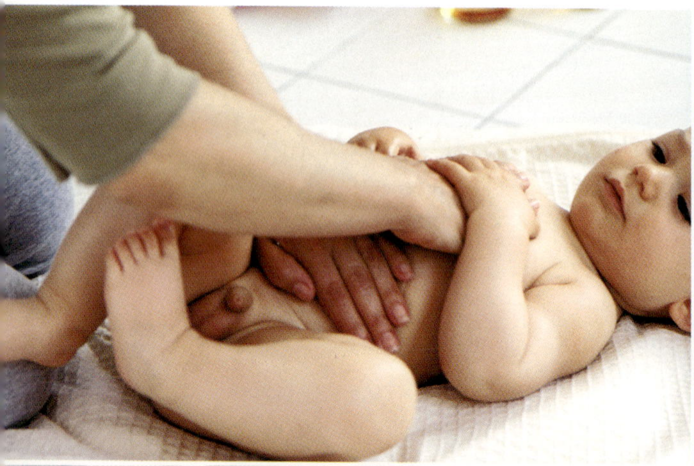

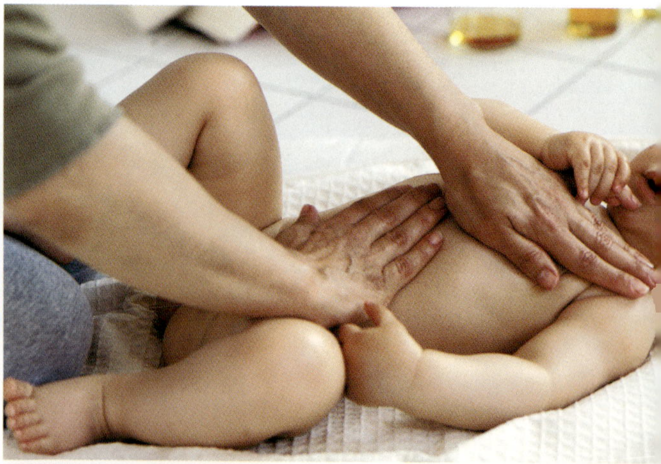

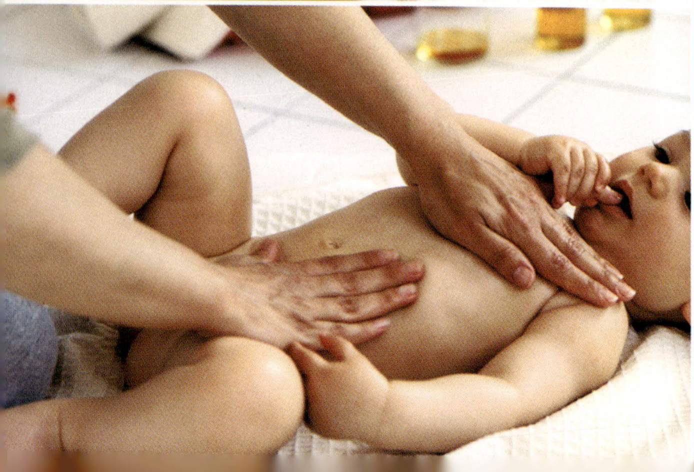

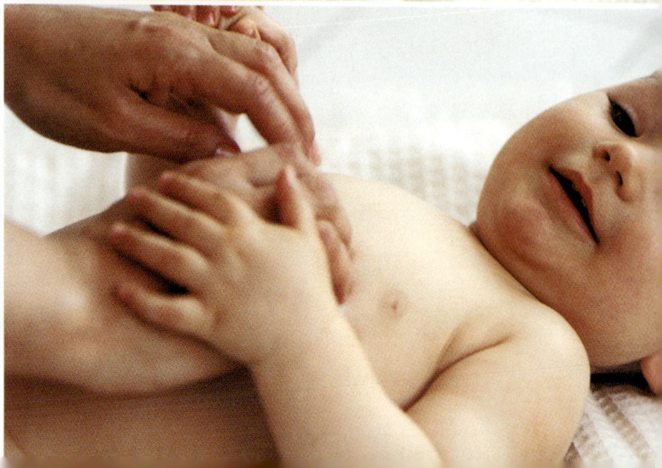

Die Schultern und der Nacken

Für die Massage dieser Bereiche sollte Ihr Kind flach auf dem Bauch liegen. Wenn es in dieser Position den Kopf locker lässt, gleiten Sie mit Ihren Fingern über seine Schultern und massieren diese mit festen, kleinen, kreisenden Bewegungen; dann kneten Sie sanft seine Trapezmuskeln **9–10–11**. Nun umfassen Sie den Nacken mit Ihren Fingern, die Sie wie eine Klammer einsetzen, und bewegen sie entlang der Nackenpartie auf und ab **12**.

DAS BABY EINER FREUNDIN MASSIEREN

Sobald Sie gelernt haben, Ihr eigenes Baby richtig zu massieren, wird Ihnen Ihre beste Freundin ihr Baby zum Massieren anvertrauen wollen ... Aber ist das wirklich eine gute Idee? Wenn Sie sich sehr nahe stehen, wenn das Kind Vertrauen zu Ihnen hat und das Ganze in Anwesenheit seiner Mutter stattfindet – warum nicht? Ideal wäre es, wenn dadurch bei der Freundin der Wunsch und die Freude aufkommen würden, ihr Baby selbst zu massieren. Sie wären mit Sicherheit ihr bestes Vorbild.

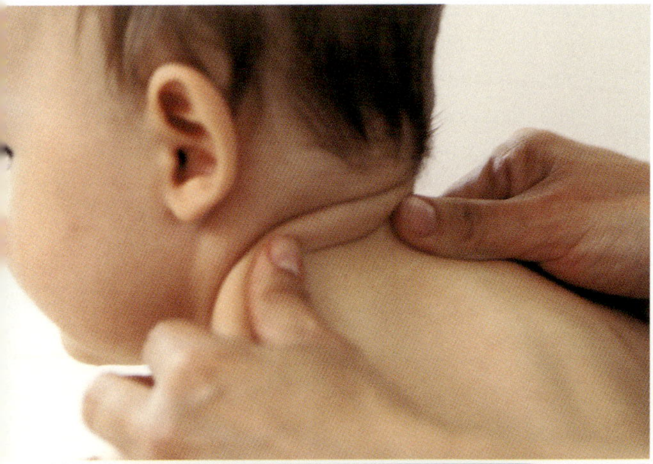

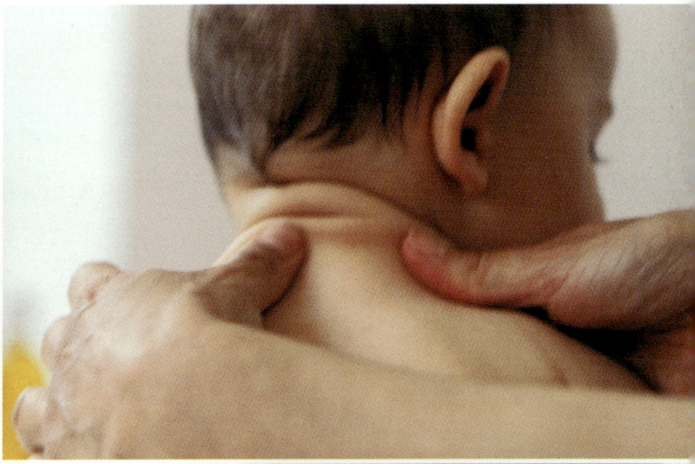

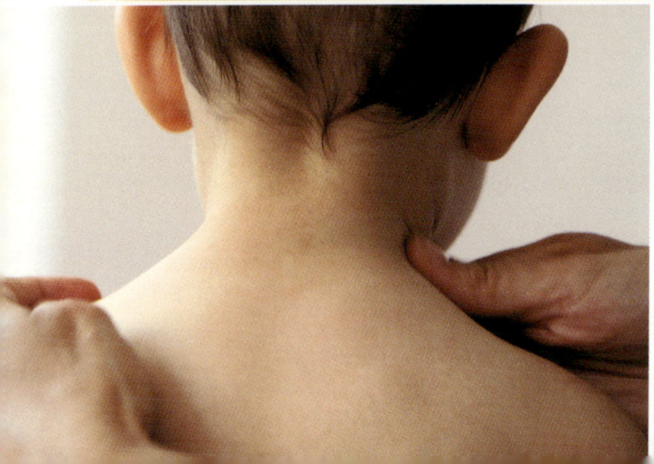

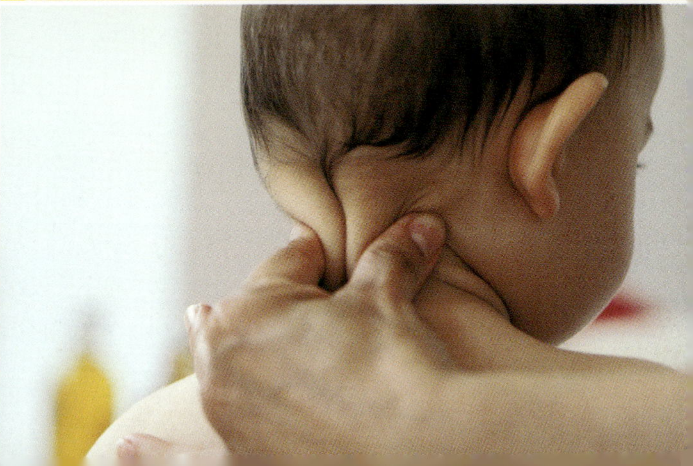

Der Rücken

Schon im mütterlichen Bauch konnten Vater und Mutter den kleinen runden Rücken des Babys ertasten. Eine Massage der Rückenpartie entspannt, stärkt die Muskeln entlang der Wirbelsäule und der Rippen und streckt den Rücken; sie führt zu einem Gleichgewicht des gesamten Körpers, das Baby beginnt ihn als Einheit zu fühlen. Wenn das Kind währenddessen auf dem Bauch liegt, wirkt sich die Massage auch positiv auf die Atmung und die Unterleibsorgane aus, die dabei sanft stimuliert werden.

Längsbewegungen

Legen Sie Ihr Baby quer vor sich flach auf den Bauch. Wenn Sie mit ausgestreckten Beinen auf dem Boden sitzen, legen Sie Ihr Kind über Ihre Schenkel; sein Rücken ist dann leicht gerundet. Ölen Sie seinen Rücken mit großzügig kreisenden Bewegungen gründlich ein. Legen Sie eine Hand stützend unter seinen Po, und gleiten Sie nun mit der anderen Hand flach vom Nacken hinunter bis zum Po. Üben Sie dabei einen sanften, aber bestimmten Druck aus **1–2**. Wiederholen Sie die Bewegung mehrere Male.

Vom Nacken zu den Füßen

Sie können Ihr Baby auch an den Fesseln halten und mit der massierenden Hand vom Nacken bis zu den Füßen hinunterstreichen. Massieren Sie kräftig die Rückseite der Beine **3**. Widmen Sie dem Bereich der Kniekehle dabei besondere Aufmerksamkeit **4**.

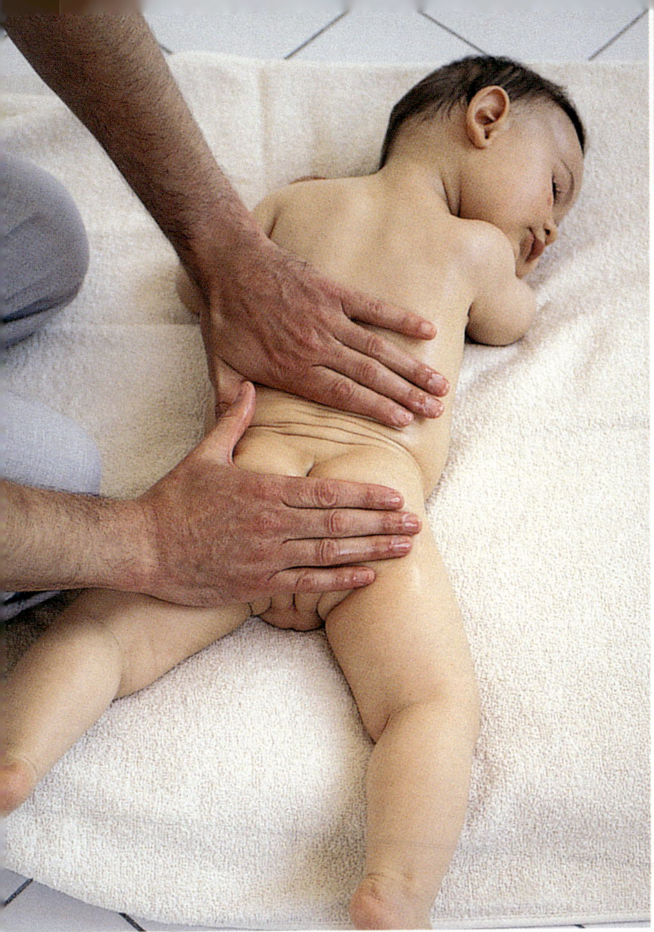
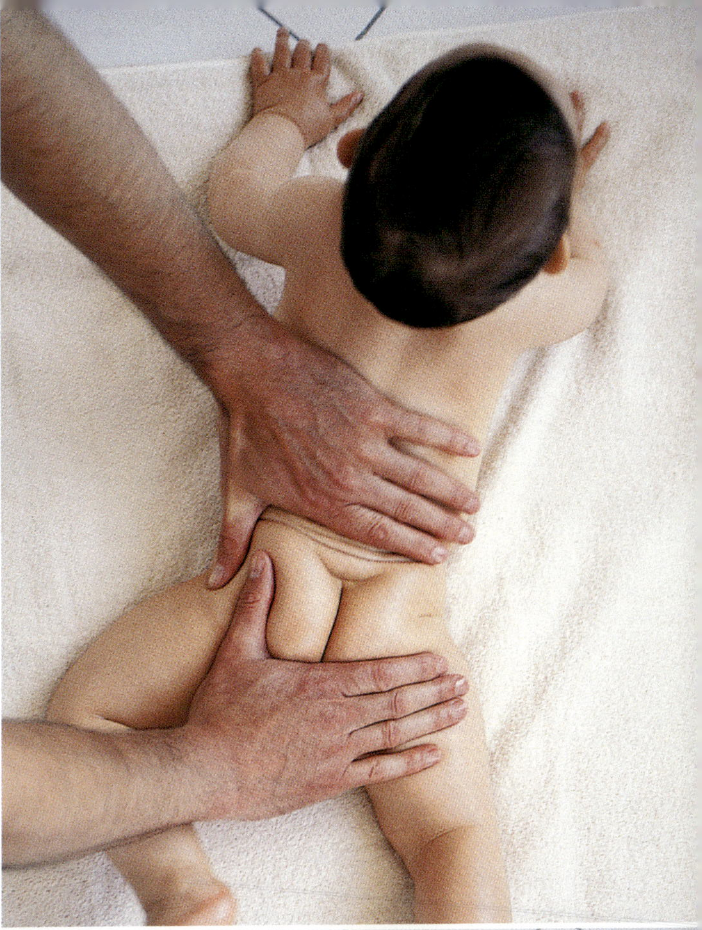
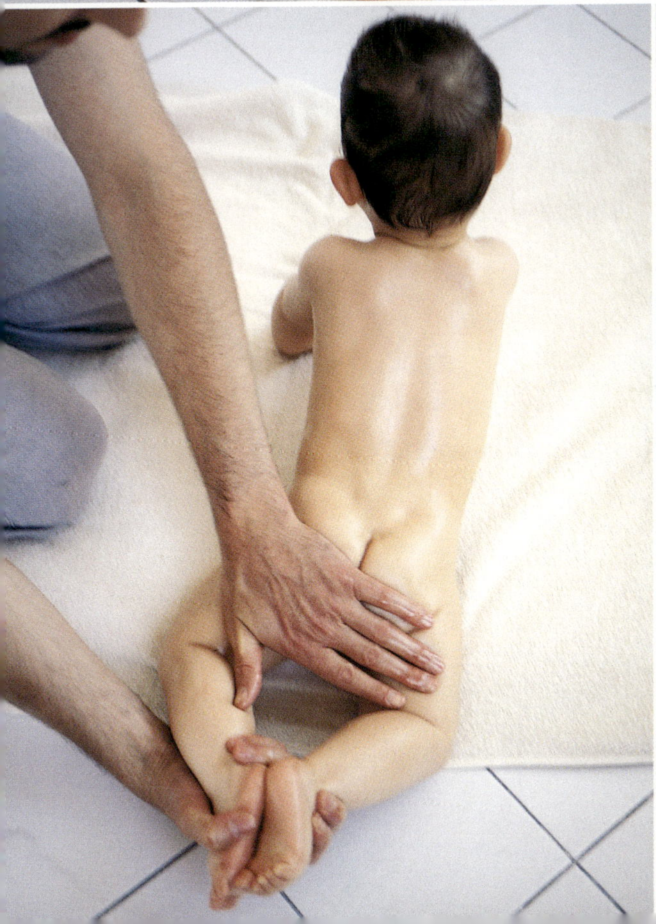
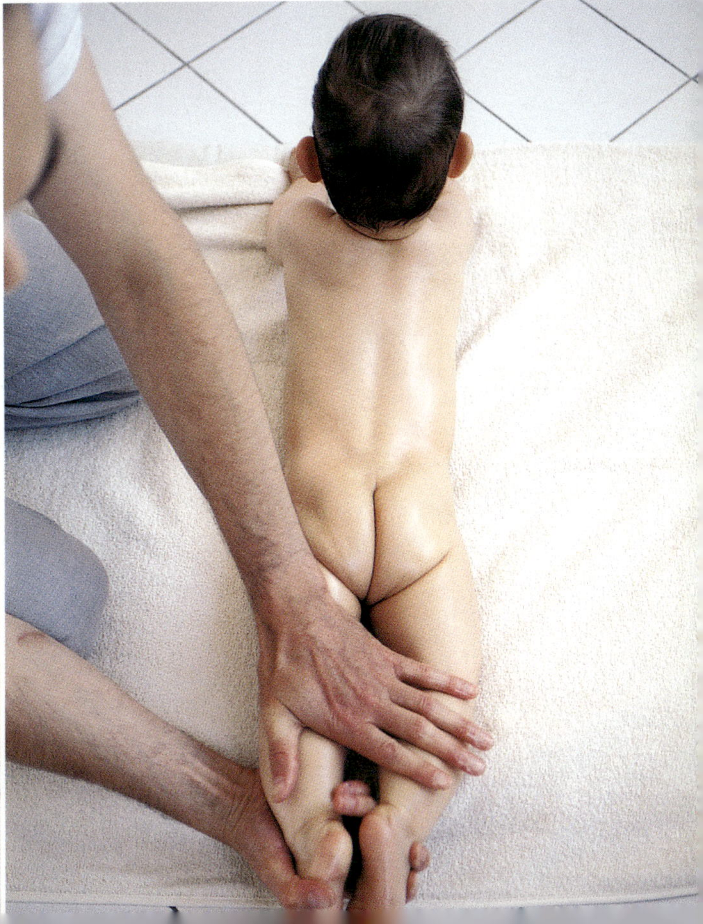

Entlang der Wirbelsäule

Zeichnen Sie mit den Spitzen von Ring- und Mittelfinger kleine Kreise über dem Steißbein Ihres Babys **5**, und legen Sie anschließend Ihren Mittelfinger in der Mitte des Rückens flach auf die Wirbelsäule. So spüren Sie die Wirbel unter Ihrem Mittelfinger. Spreizen Sie Ihre anderen Finger, und drücken Sie sie auf beiden Seiten der Wirbelsäule an den Rücken **6**. Fahren Sie mit Ihrer Hand bis zum Nacken hinauf **7**, gleiten Sie über eine Schulter bzw. darum herum, und kehren Sie über die Achsel an die Körperseite mit flacher Hand zurück **8**.

Bei der anderen Körperhälfte gehen Sie genauso vor. Während der Massage muss jeder Ihrer Finger den Teil des Rückens erspüren, den er berührt. Arbeiten Sie im Bereich der Wirbelsäule mit nur mäßigem Druck, und denken Sie daran, den Druck Ihrer Hand vor allem im Lendenbereich zu verringern.

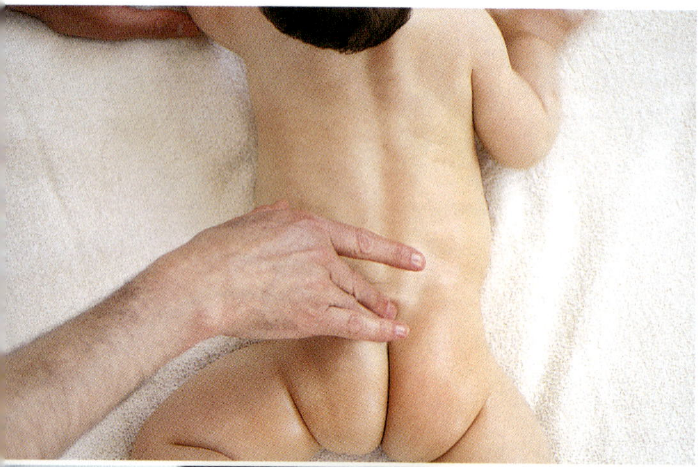

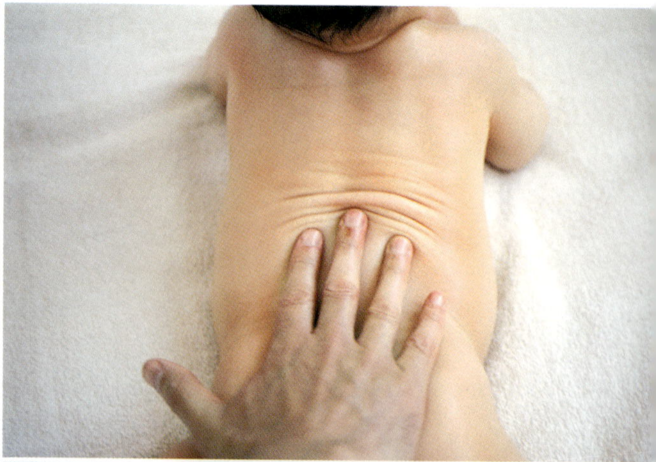

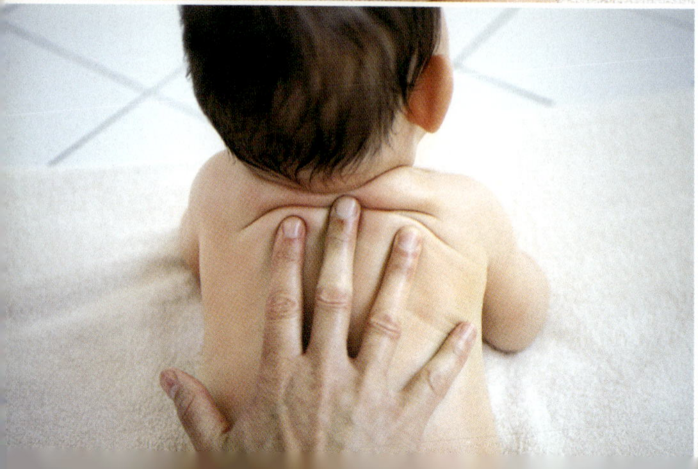

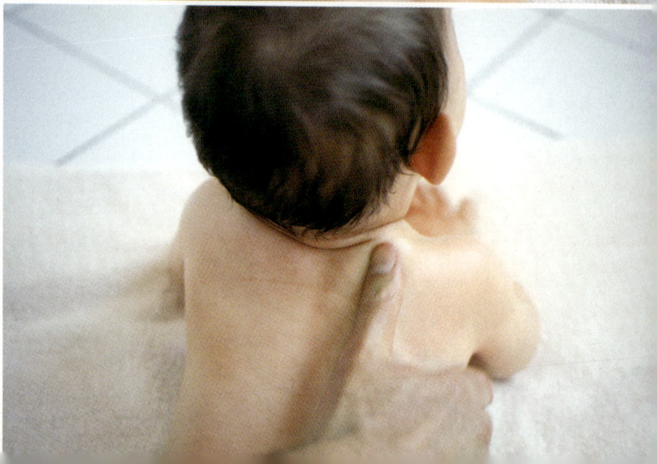

Quer zur Wirbelsäule

Legen Sie Ihre beiden Hände im rechten Winkel zur Wirbelsäule flach auf den Rücken Ihres Babys. Massieren Sie diesen, indem Sie Ihre Hände in einer gegenläufigen Bewegung von einer Flanke zur anderen wandern lassen und den kleinen Körper auf diese Weise förmlich einhüllen **9**. Die Massage beginnt am Nacken und wird bis zum Steißbein fortgesetzt **10**. Pressen Sie Ihre Hand dabei fest auf den Rücken des Babys. Sowohl die Handfläche als auch alle Finger müssen daran beteiligt sein, wobei sich die Finger richtiggehend an den Körper Ihres Babys anschmiegen sollten.

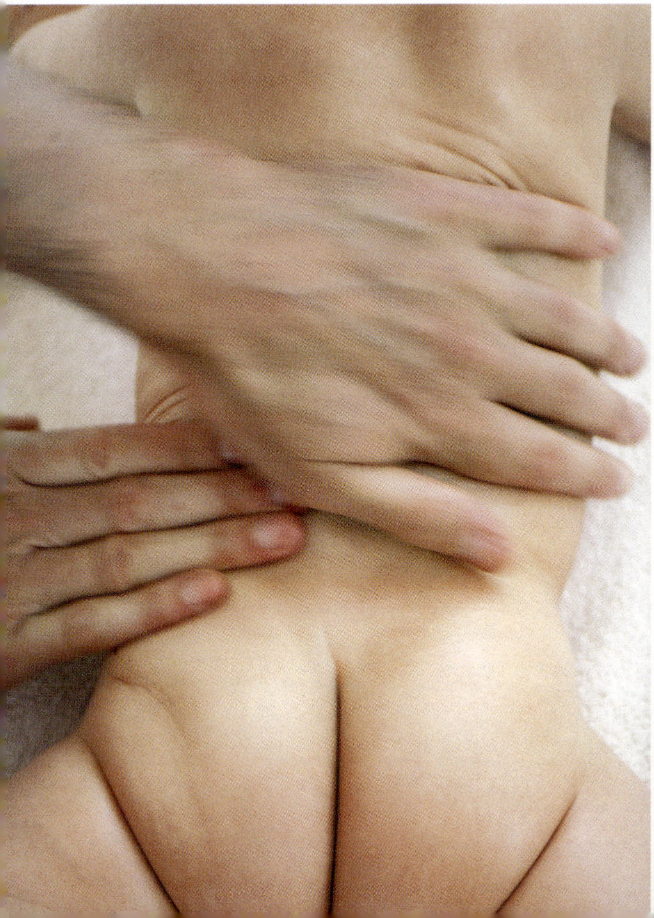

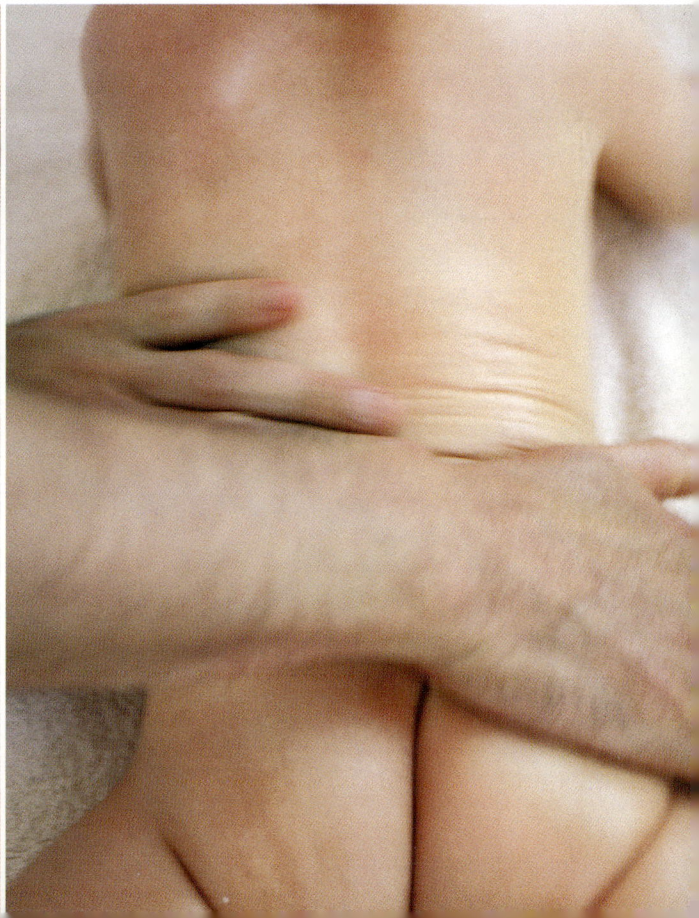

Arme und Hände

Die Massage der Arme dehnt und entspannt die Muskulatur, lockert das Schultergelenk und führt zu einer stärkeren Öffnung des Brustkorbs. Durch die Massage der Hände werden Verkrampfungen gelöst, die Beweglichkeit der Finger und ihr Empfindungsvermögen gesteigert.

Die Innenseite der Arme

Massieren Sie die Arme Ihres Babys nacheinander: Streichen Sie auf der Innenseite des einen Arms von der Achsel bis zur Handfläche hinunter **1**. Anschließend lassen Sie Ihre Hände auf der Armaußenseite wieder bis zur Schulter hinaufgleiten **2**. Wiederholen Sie diese Bewegung mehrere Male.

Kreisende Bewegungen

Nehmen Sie eine Hand Ihres Babys, und ölen Sie vorsichtig, mit kleinen kreisenden Bewegungen jeden Finger **3**, dann wandern Sie über die Handgelenke und Ellenbogen hinauf zu den Schultern. Falls Ihr Baby seinen Arm nicht gerne streckt oder im Augenblick lieber mit etwas herumspielt, versuchen Sie es einfach später noch einmal. Nun umfassen Sie den Arm mit beiden Händen und streichen von der Schulter bis zum Handgelenk und zu den Fingerspitzen – dabei bewegen Sie die Hände gegeneinander, so, als wollten Sie den Arm ganz sanft auswringen **4**. Anschließend wiederholen Sie das Ganze am anderen Arm.

Handgelenke, Hände und Finger

Als Nächstes sind jetzt die Hände Ihres Babys an der Reihe. Dabei gehen Sie ähnlich vor wie bei der Massage der Füße.

Ölen Sie zunächst die Hände Ihres Babys gut ein, und massieren Sie jeden seiner Finger, insbesondere die Ballen und einzelnen Gelenke **5**. Danach zeichnen Sie mit Ihrem Daumen im Uhrzeigersinn kleine Kreise auf die Handflächen **6**. Nun ölen Sie jedes der beiden Handgelenke ein **7** und streichen mit Ihren Daumen über den Handrücken bis zu den Fingern – so, als würden Sie die Haut glätten **8**.

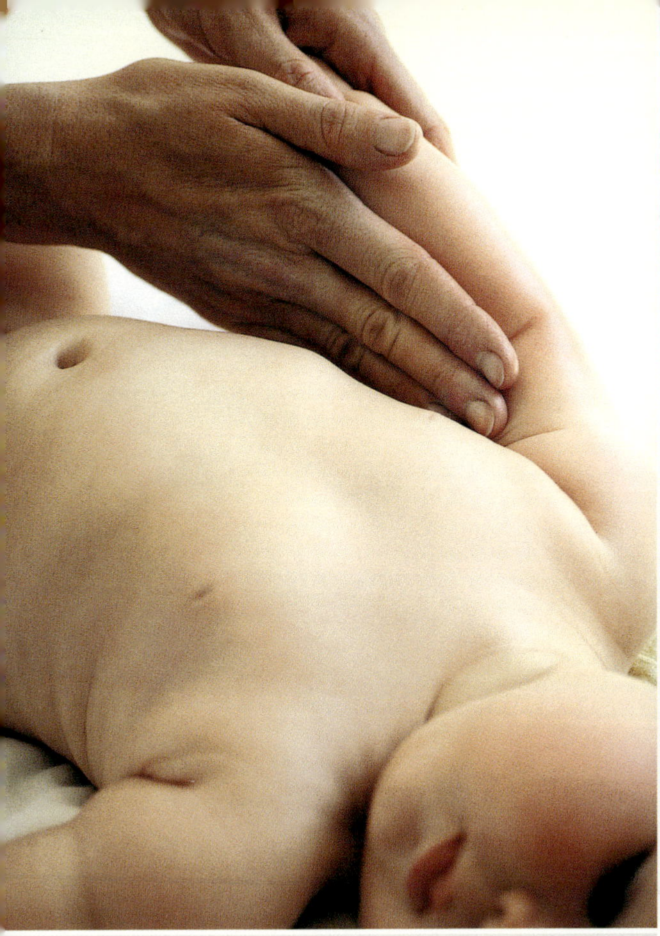
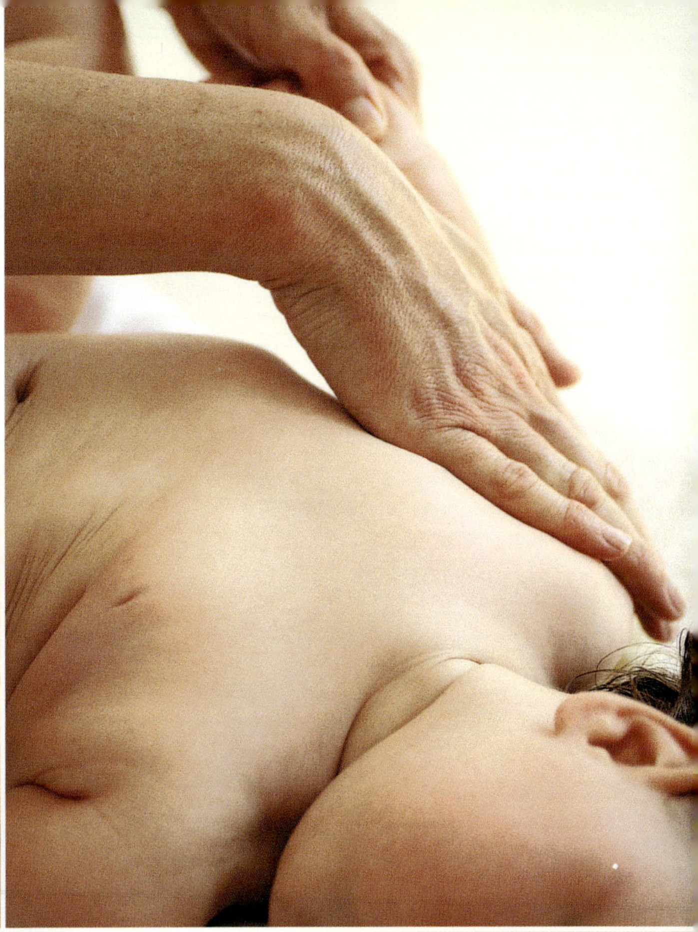
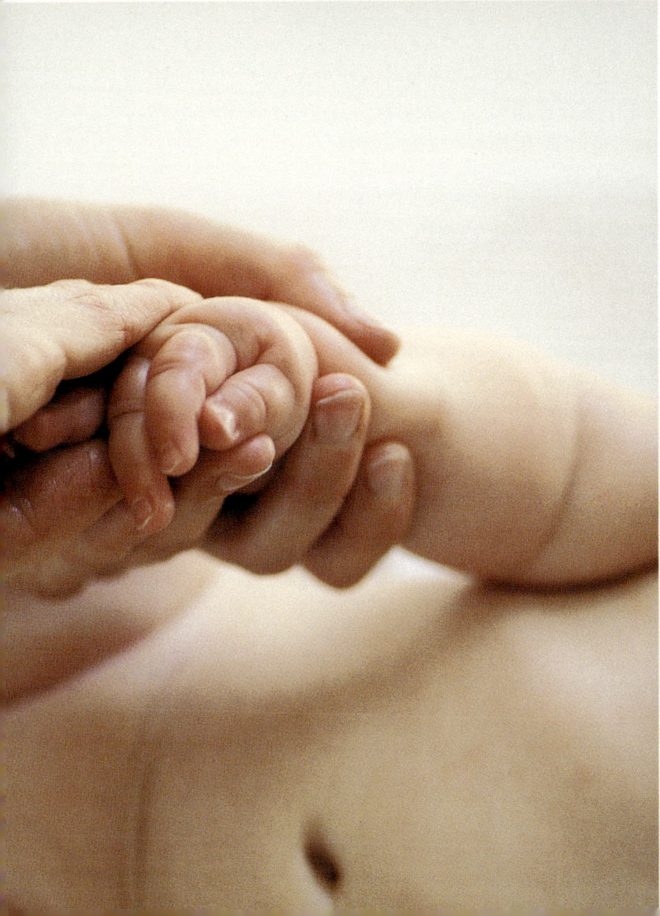
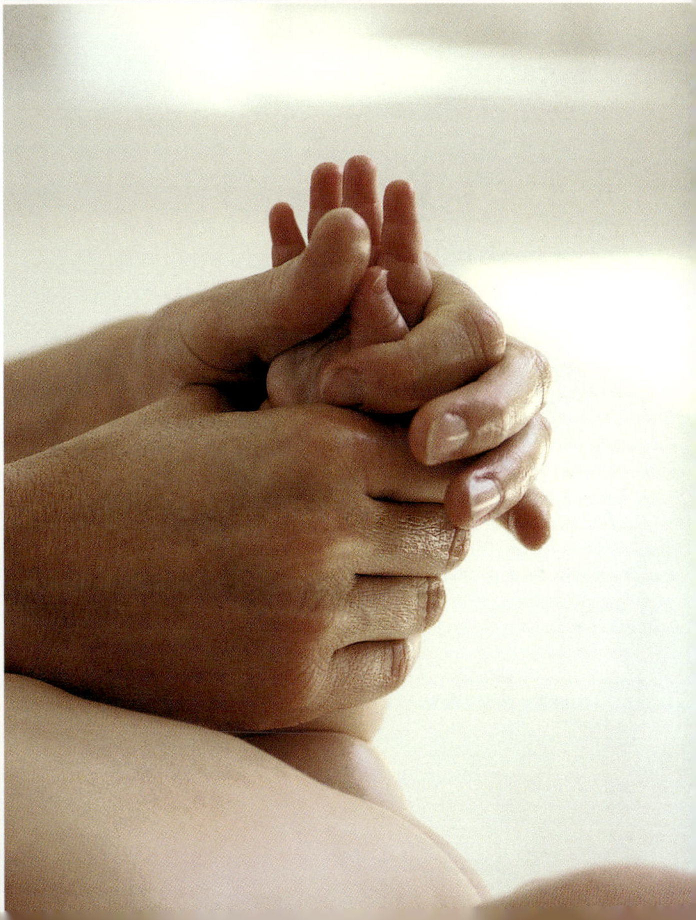

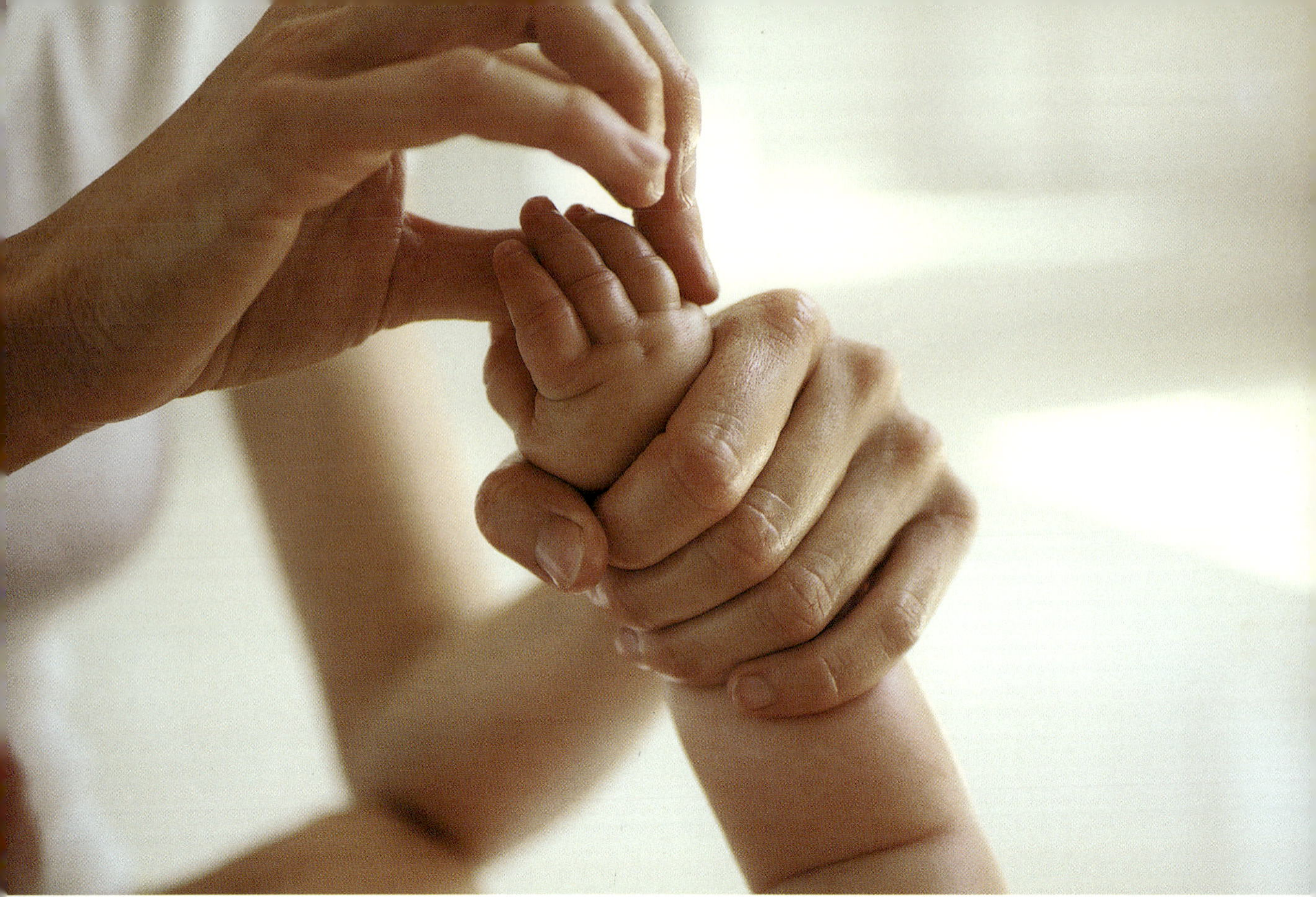

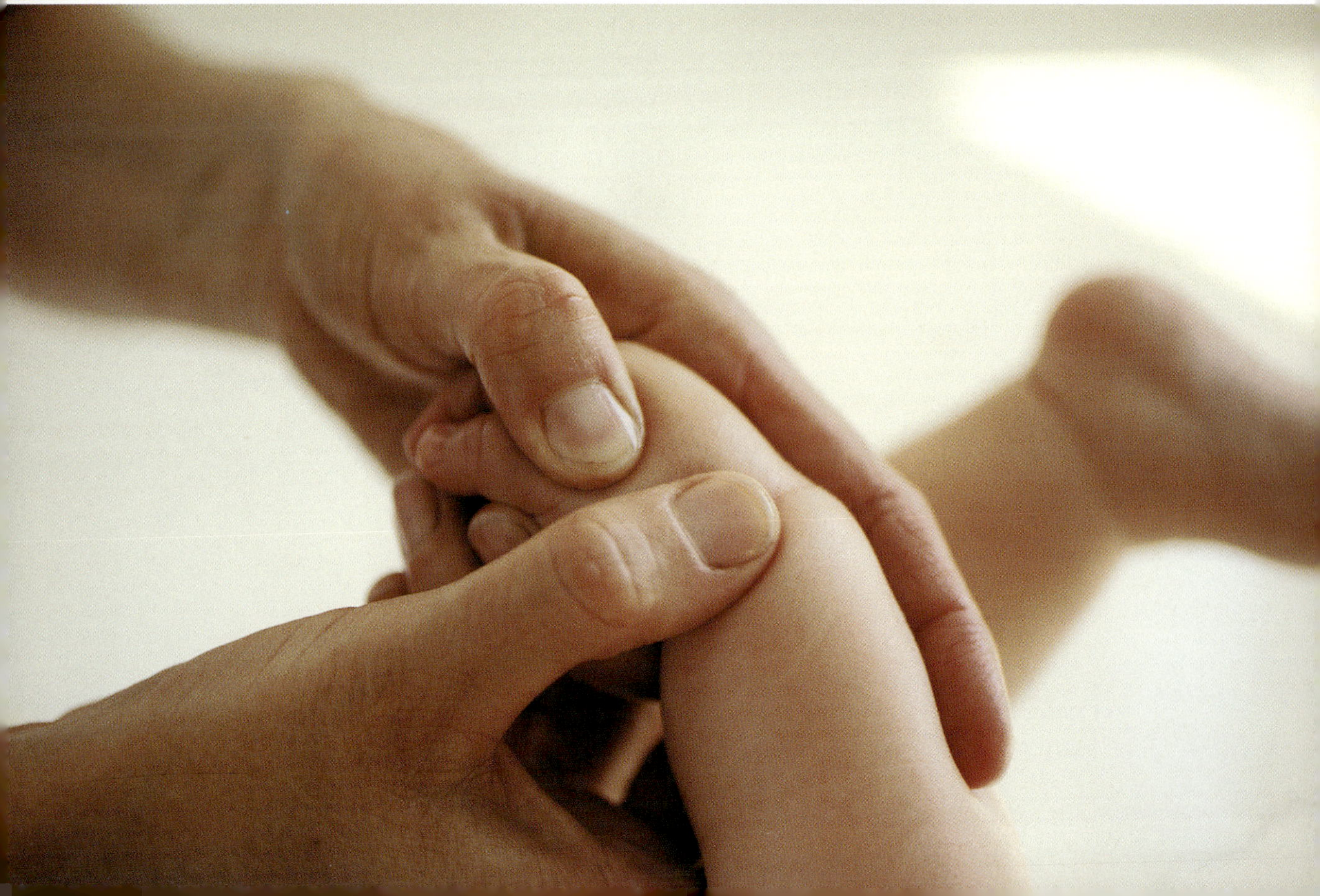

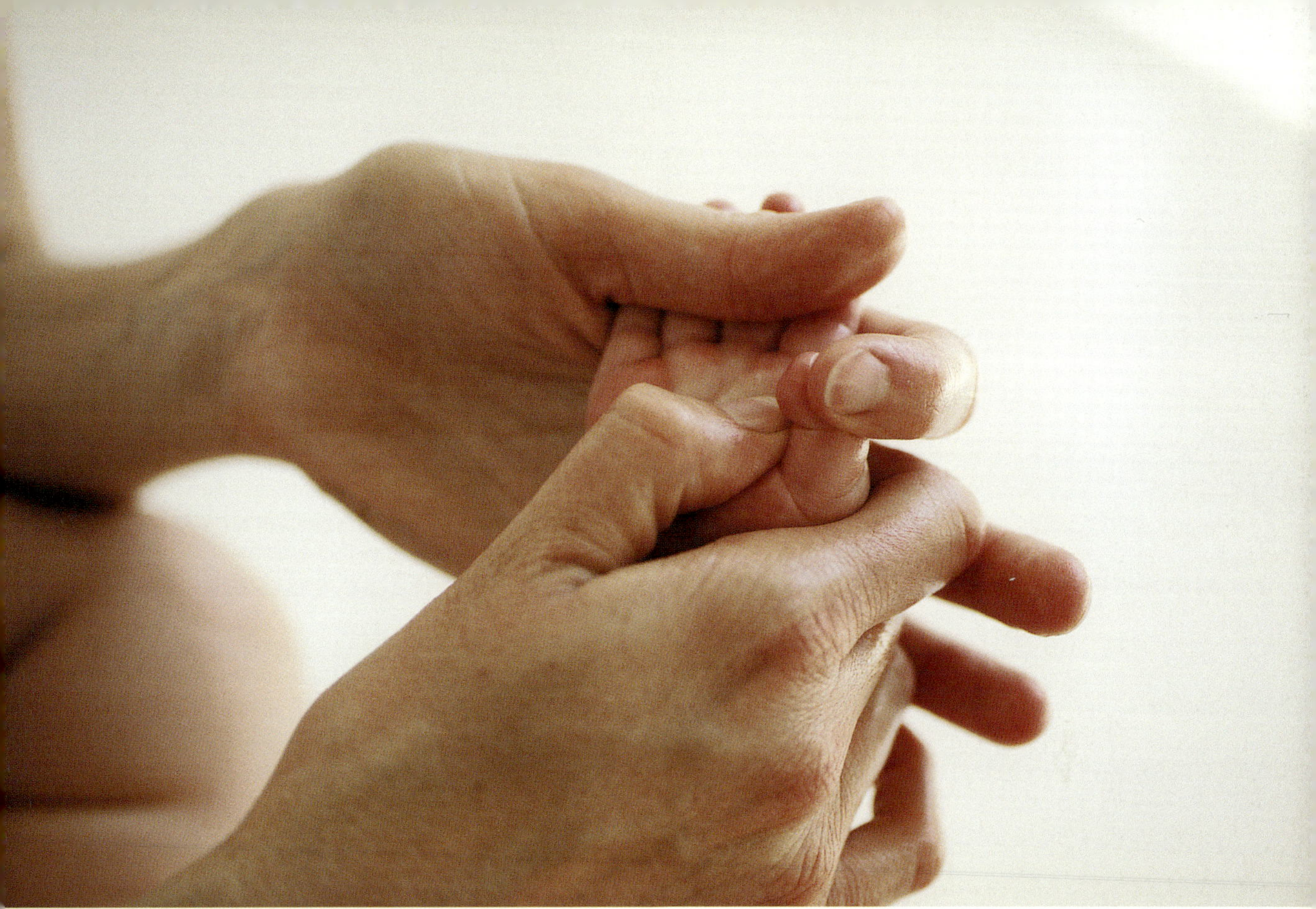
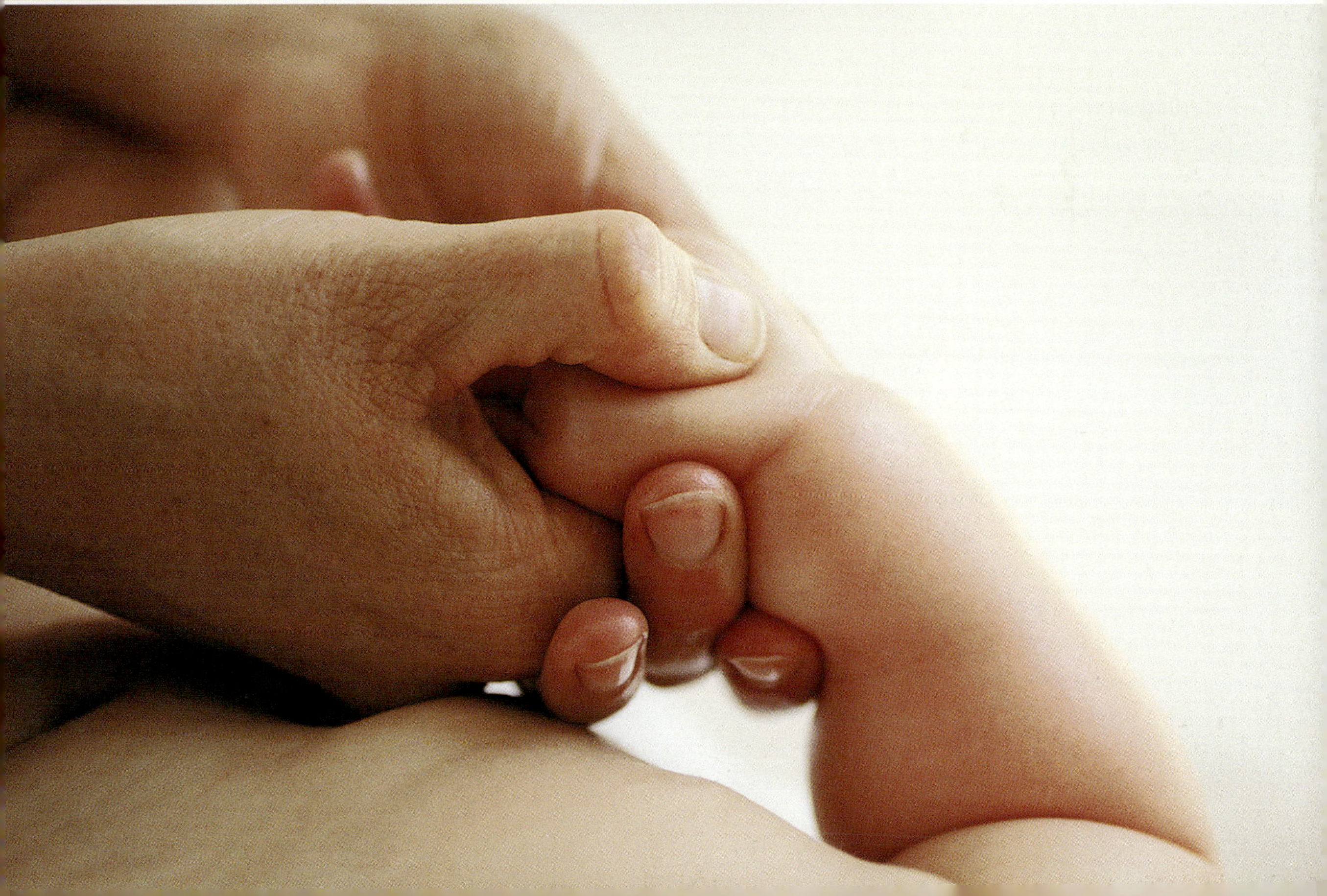

Kopf und Gesicht

Der „Weg“, den ein Baby im Verlauf seiner Geburt zurücklegt, gleicht einer richtiggehenden Massage: Während das Baby durch die Wehen allmählich aus dem Uterus seiner Mutter gepresst wird, üben die Muskelkontraktionen im Bereich des Kopfes unterschiedlichen Druck aus, der sich auch auf die Nervenzellen und die Wirbelsäule erstreckt. Gerade bei durch Kaiserschnitt auf die Welt geholten Kindern kann eine Kopfmassage daher besonders wirkungsvoll sein. Die Gesichtsmassage bildet die ideale Ergänzung, sollte allerdings nicht zu intensiv sein. Falls Sie sich unsicher fühlen, sammeln Sie vorab ein paar Erfahrungen, indem Sie zunächst einen Erwachsenen massieren.

Klopfen Sie den Kopf leicht

Bei den ganz Kleinen erfordert die Kopfmassage ein sehr feinfühliges Vorgehen, denn der endgültige Verschluss der großen Fontanelle erfolgt erst im zweiten Lebensjahr; da die Knochen bis zu diesem Zeitpunkt noch nicht ganz zusammengewachsen sind, ist die Schädeldecke an dieser Stelle noch weich.

Zu Beginn der Massage reiben Sie den Kopf Ihres Babys mit reichlich Öl ein und umfassen ihn mit Ihren Händen **1**. Allein die Ölanwendung wirkt bereits sehr beruhigend – und falls Sie möchten, können Sie es dabei auch bewenden lassen. Andernfalls tätscheln Sie den Oberkopf im Bereich der großen Fontanelle ganz leicht mit Ihrer flachen Hand **2**, so, als wollten Sie das Öl ein wenig einklopfen. Hierbei ist ein besonders sensibles Vorgehen natürlich unerlässlich.

Ab dem sechsten Monat können Sie mit Ihren Fingerkuppen sanft auf den Kopf klopfen – wie bei einem kleinen Regenschauer **3**. Massieren Sie danach mit viel Fingerspitzengefühl die Kopfhaut des Babys, und stellen Sie sich dabei einfach vor, Sie würden die Haare schamponieren **4**. Den Knochen hinter dem Ohr können Sie mit ein wenig Nachdruck massieren.

Lassen Sie das Öl einwirken

Öl dringt ausgezeichnet in die Haut ein und wirkt sehr tief. Verwenden Sie daher ausschließlich Öle von hervorragender Qualität. In Indien benutzt man beispielsweise Rizinusöl, das eine beruhigende Wirkung hat, sowie Kokos- oder Sesamöl.

Lassen Sie das Öl auf den Haaren Ihres Babys ruhig länger einwirken: Es kräftigt sie und wirkt auch noch nach der Sitzung weiter. Achten Sie nach Abschluss der Massage unbedingt darauf, den Kopf Ihres Babys zu bedecken, damit es nicht friert.

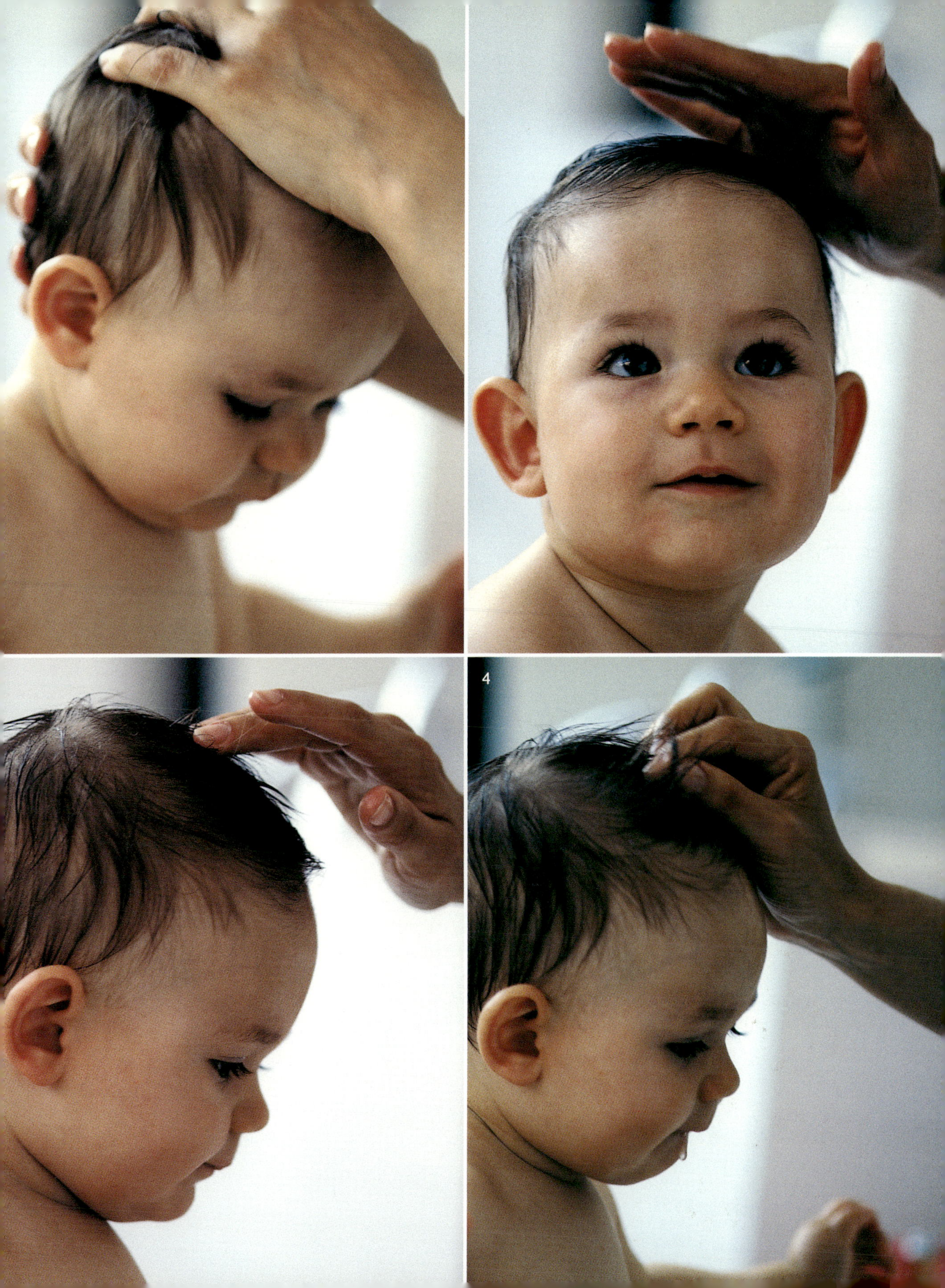
4

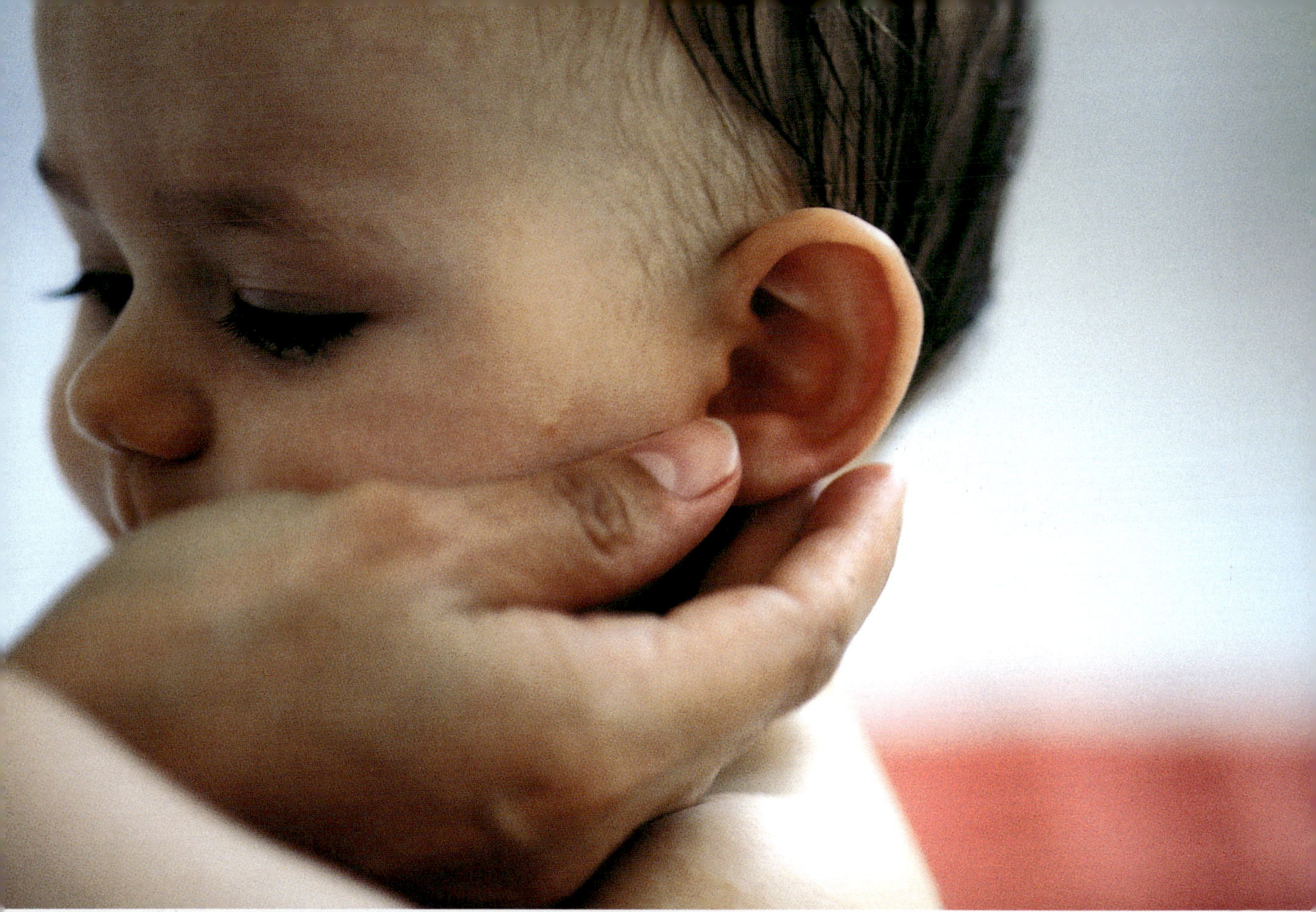

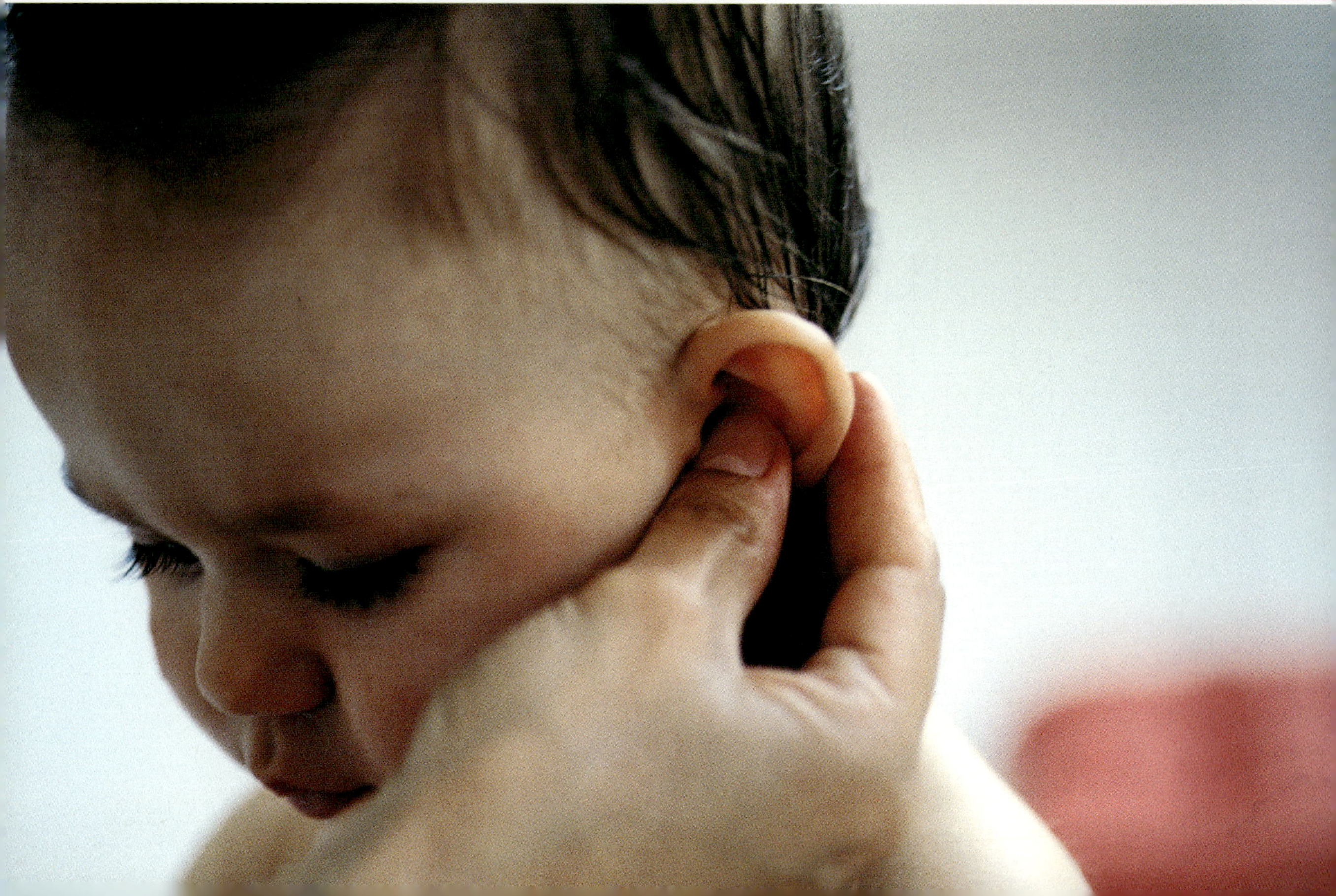

Massieren Sie die Ohren

Die Ohrmuschel besteht aus elastischem Knorpel und ist im Allgemeinen sehr flexibel. Massieren Sie die Ohren vorsichtig, indem Sie die Ohrläppchen und kleinen Falten sanft erforschen **5–6**. Sie können sie zwischen Ihren Fingern reiben, knautschen oder ganz vorsichtig daran ziehen. Zum Abschluss legen Sie für einige Sekunden Ihre Hände wie eine Muschel über die Ohren Ihres Kindes.

Stirn, Nase und Wangenknochen

Als Grundregel gilt hier: Massieren Sie immer vom Zentrum nach außen. Glätten Sie die Stirn mit Ihren Daumen, ausgehend von der Nasenwurzel in Richtung der Schläfen, und ziehen Sie dabei mehrere parallele Linien. Zeichnen Sie dann den Bogen der Augenbrauen von der Wurzel bis zur Spitze nach **7**. Die Knochenstruktur verträgt an dieser Stelle etwas Druck. Gleiten Sie anschließend mit Ihren Daumen über die Nasenwurzel **8**, dann vorsichtig an der Oberseite und schließlich an der Unterseite der Wangenknochen entlang; auf diese Weise werden die noch sehr schwach ausgeprägten Nasennebenhöhlen Ihres Babys frei.

Mund, Wangen und Kinn

Zeichnen Sie mit Ihren Fingern zärtlich die Konturen des Mundes Ihres Babys nach – zuerst oben, dann unten. Lassen Sie am Schluss Ihre Finger zu den Ohren hinwandern.

Massieren Sie ein wenig die weiche Wangenpartie zwischen den Kieferknochen; das entspannt den Kiefer **9**. Nun folgt das Kinn. Massieren Sie es mit sanft kreisenden Bewegungen, und beenden Sie diesen Teil der Sitzung mit einer sanften Liebkosung. Hierfür streichen Sie mit Ihren Händen von der Nase ausgehend nach außen über das ganze Gesicht Ihres Babys.

WENN SIE IHR BABY ADOPTIERT HABEN

Sollten Sie Ihr Baby adoptiert haben, so stellt die Massage eine ausgezeichnete Möglichkeit dar, eine körperliche Nähe zum Kind aufzubauen – die normalerweise schon im Verlauf der Schwangerschaft entsteht – und eine gefühlsmäßige Bindung zwischen Eltern und Kind zu entwickeln. Nehmen Sie sich Zeit für eine Massage, wann immer Sie Lust haben – solange Ihr Baby Ihren Wunsch teilt. Akzeptieren Sie seinen Rhythmus, seien Sie geduldig und aufmerksam.

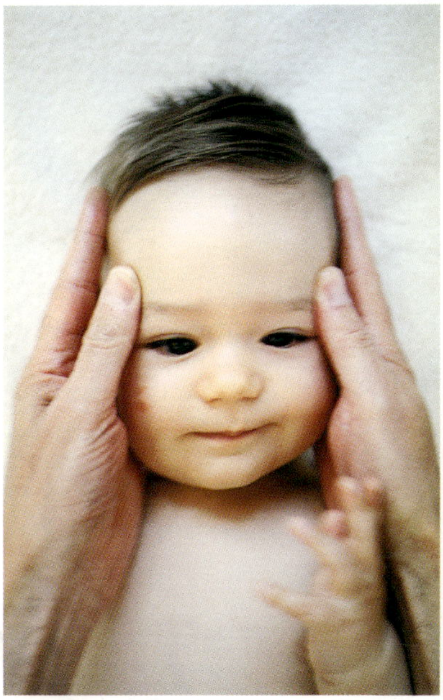

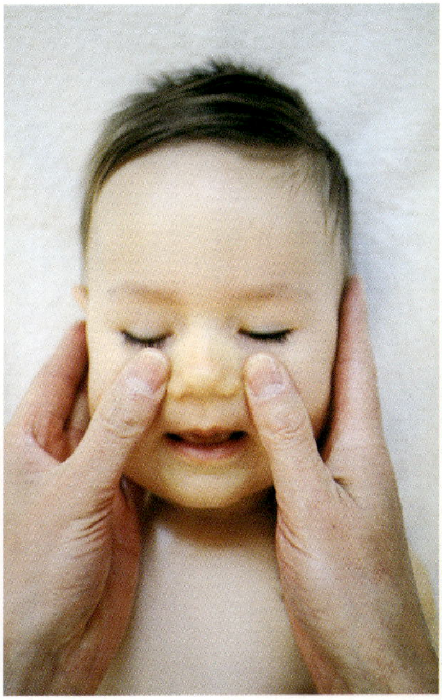

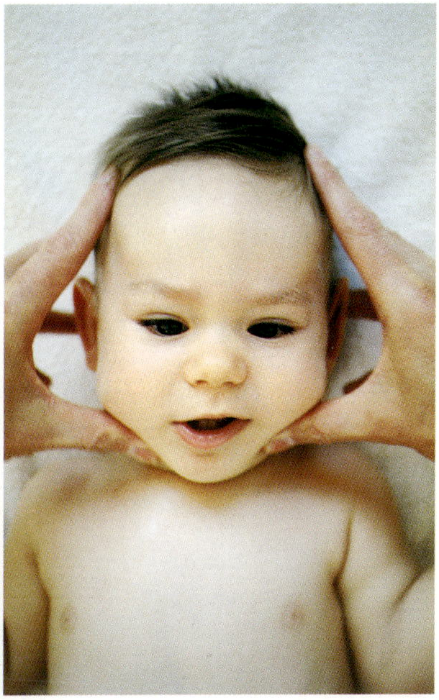

Und jetzt lassen Sie Ihrer Fantasie freien Lauf!

Auf den vorangegangenen Seiten haben Sie gelernt, wie Sie Ihr Baby richtig massieren. Jetzt sollten Sie einmal versuchen, alles Gelernte in den Hintergrund treten zu lassen und nur auf Ihr Herz zu hören: Ertasten, entdecken Sie den Körper Ihres Kindes, erforschen Sie seine kleinen Falten und Grübchen, verweilen Sie bei den Gelenken, ohne dabei allzu viel nachzudenken. Wichtig ist, dass Sie die Massage ruhig und bewusst durchführen.

Lassen Sie Ihrer Fantasie freien Lauf, während Sie massieren, überlassen Sie ihr die Arbeit, und malen Sie mit Ihren Händen auf dem Körper Ihres Babys wie auf einem weißen Blatt Papier. Betrachten Sie die Massage als ein Gemälde, als ein Kunstwerk, als einen Schöpfungsakt. Vergessen Sie nicht, Ihrem Baby am Ende der Sitzung zu danken: Es hat Ihnen sein Vertrauen und einige kostbare Augenblicke geschenkt.

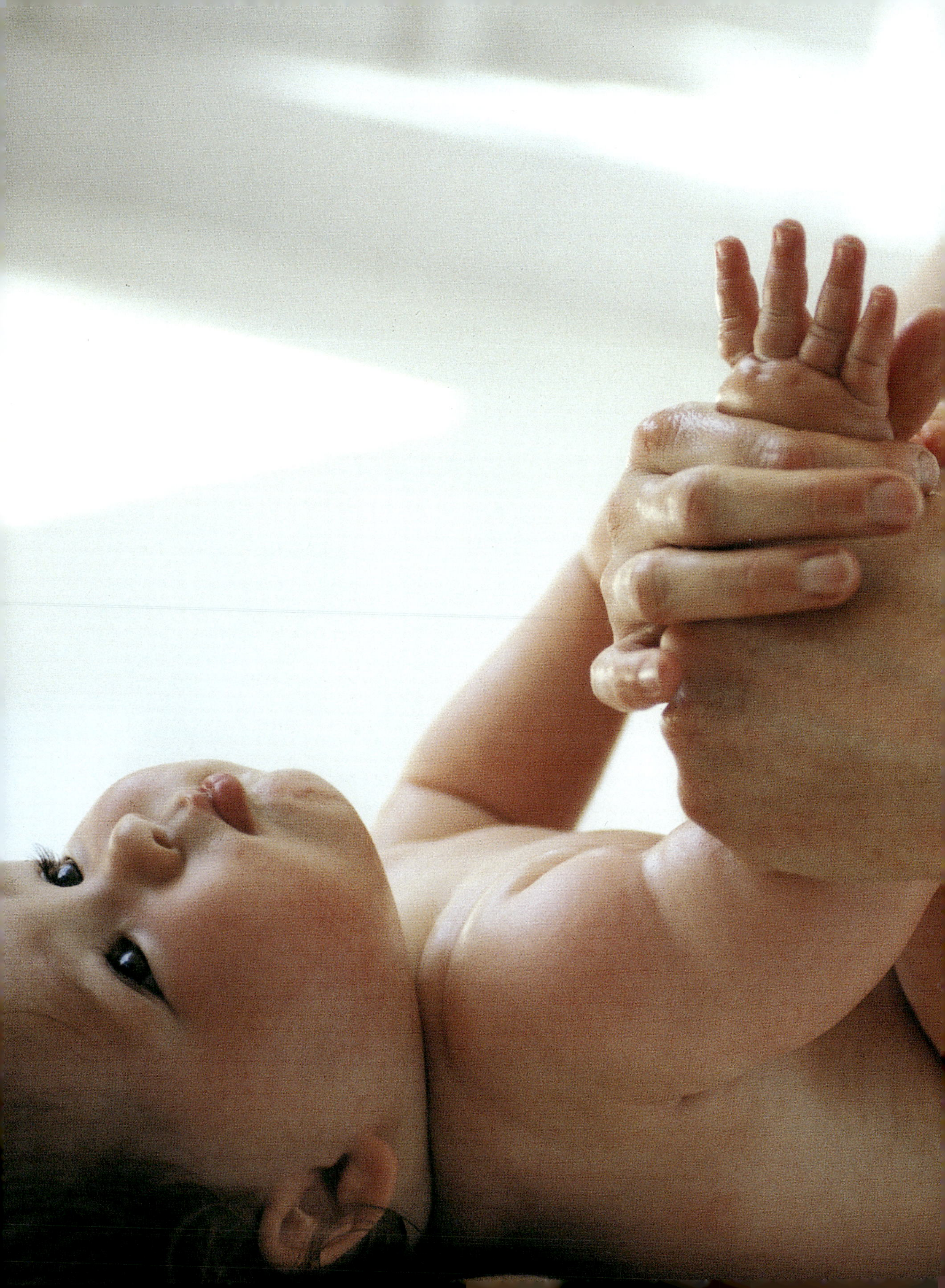

Ein Dehnen und Strecken

Nach der Massage können Sie mit Ihrem Baby einige Übungen durchführen, bei denen der Körper gestreckt und gedehnt wird (eine Fotostrecke hierzu finden Sie auf den folgenden Seiten). Auch wenn Sie diese vielleicht an Yogastellungen erinnern werden, handelt es sich um für ein Baby ganz natürliche Positionen – und Ihr Kind kann dabei auf spielerische Art und Weise seinen Körper entdecken.

Geheime Wünsche

Häufig liefert das Baby von sich aus, aus einem körperlichen Bedürfnis heraus, die Anregung für eine bestimmte Bewegung. Wenn Sie Ihrem Kind Ihre volle Aufmerksamkeit schenken und wachsam sind, was seine Reaktionen anbelangt, so werden Sie sehr schnell von der subtilen Kommunikation zwischen Mutter und Kind profitieren: Sie werden die Bedürfnisse und Wünsche Ihres Babys förmlich erahnen und spüren, ob es der richtige Moment ist oder nicht, um ihm seinen Rücken zu kraulen oder seine Arme zu heben, seinen Bauch zu liebkosen oder seine Beine zu beugen …

Entspannung und Spiel

Bei allen Übungen, die im Folgenden beschrieben werden – die entsprechenden Fotos finden Sie auf den Seiten 112 bis 117 –, steht allein das Wohlbefinden Ihres Kindes an erster Stelle. Es geht ausschließlich um Entspannung und Spiel – jegliche Art von Zwang wäre hier fehl am Platz.
Übrigens können all diese Übungen unabhängig voneinander, zu jeder beliebigen Tageszeit und auch außerhalb einer Massagesitzung durchgeführt werden; in diesem Fall kann Ihr Baby angezogen bleiben.

Die Knie auf den Bauch

Bei dieser, wie bei allen folgenden Übungen, liegt Ihr Baby vor Ihnen auf dem Rücken. Strecken Sie nun die Beine Ihres Babys aus **1**, dann beugen Sie langsam seine Knie und drücken sie sanft zum Bauch hin **2**. Danach strecken Sie seine Beine wieder aus. Wiederholen Sie diese Übund dreimal. Sie entspannt den unteren Rücken, und der Bauch erfährt eine sanfte Massage; Blähungen oder leichte Bauchkrämpfe werden so gelindert. Zudem wirkt sich die Übung positiv auf die Beweglichkeit der Hüftgelenke aus.

Die Knie spreizen

Legen Sie die Fußsohlen Ihres Babys aneinander; die Knie kippen dadurch automatisch nach außen weg. Schieben Sie seine Füße nun etwas nach oben, und klopfen Sie mit Ihren Fingerspitzen leicht auf seine Schenkel. Diese Übung entfaltet eine entspannende Wirkung auf Füße und Gelenke.

Die Beine kreuzen

Winkeln Sie die Beine Ihres Babys leicht an, und kreuzen Sie diese dabei ganz locker **3**. Nun drücken Sie seine Knie sanft zum Bauch hin. Falls Ihr Kind diese

Übung ablehnt, beharren Sie nicht darauf. Sie dehnt die Gelenke, massiert die inneren Organe der Bauchregion, streckt und entspannt den Lendenbereich.

Die Arme strecken

Strecken Sie die Arme Ihres Babys entlang seines Körpers aus **4**. Heben Sie die ausgestreckten Arme über seinen Kopf, und wiederholen Sie die Übung mehrere Male in einem sehr langsamen Rhythmus **5**. Sie öffnet den oberen Teil des Brustkorbs und ermöglicht eine freie und fließende Atmung: die Basis des Yoga.

Den Brustkorb öffnen

Kreuzen Sie die Arme Ihres Babys über seiner Brust **6**, dann öffnen Sie sie wieder – denken Sie dabei einfach an den Flügelschlag eines Vogels **7**. Diese Übung erleichtert die Rippenatmung und intensiviert das Ein- bzw. Ausatmen.

Den ganzen Körper dehnen

Führen Sie vorsichtig das gestreckte linke Bein Ihres Babys so weit diagonal nach oben, dass dabei sein linker Fuß die rechte Schulter direkt oder annähernd berührt **8**. Dann kreuzen Sie seinen linken Arm so, dass seine linke Hand an seiner rechten Hüfte liegt. Wiederholen Sie die Übung mit dem rechten Bein bzw. Arm. Aber Achtung: Die Bewegungen müssen ganz natürlich sein, erzwingen Sie diese Haltung auf keinen Fall! Die Übung dehnt den gesamten Körper in der Diagonale und lockert die Hüft- und Schultergelenke.

Das Baby hochheben

Umfassen Sie die Füße Ihres Baby mit sicherem Griff, und heben Sie zunächst die Beine an. Nun heben Sie Stück für Stück auch den Po und unteren Rücken hoch **9–10–11**. Wenn Sie sich dabei sicher fühlen, können Sie Ihr Kind auch komplett hochnehmen, sodass es mit dem Kopf nach unten in der Luft hängt. Um in die Ausgangshaltung zurückzugelangen, legen Sie zuerst seinen Kopf ganz sanft ab und rollen den kleinen Körper dann über Hals und Wirbelsäule ganz langsam ab. Lassen Sie sich bei Bedarf helfen. Vorsicht: Wenn Sie Ihr Baby gerade massiert haben, sind seine Füße noch vom Öl glitschig! Diese Übung zeigt die Welt aus einer anderen Perspektive; sie dehnt die Wirbelsäule, verlagert das Gewicht der Organe und wirkt auf den Druck und den Kreislauf der Körperflüssigkeiten ein.

Sanftes Schaukeln

Nehmen Sie Ihr Baby mit einer Hand fest an den Fuß- und mit der anderen an den Handgelenken. Heben Sie es sehr vorsichtig hoch; sein Kopf hängt dabei leicht nach hinten. Jetzt können Sie Ihr Baby sanft schaukeln **12**. Auch hier ist wieder Vorsicht geboten, falls die Haut Ihres Babys noch ölig ist.

IHR BABY SCHLÄFT NACH DER MASSAGE SEHR LANGE

Eine Massagesitzung kann sich auch auf den Schlaf eines Babys auswirken, da es viele Eindrücke aufgenommen hat und Zeit braucht, um sie richtig zu verarbeiten. Eventuell schläft es danach tiefer und länger, oder sein Schlafrhythmus verschiebt sich.

IHR BABY WEINT WÄHREND ODER NACH DER MASSAGE

Tränen während oder am Ende einer Massage sind oft ein Zeichen dafür, dass es dem Baby zu anstrengend wird und es sich ausruhen will. Vielleicht haben Sie auch mögliche unangenehme äußere Einflüsse außer Acht gelassen, auf die es nun reagiert: ein blendendes Licht, störende Geräusche ... Mittels seiner Tränen kann ein Baby seine Gefühle ausdrücken. So weint es unter Umständen auch, wenn es nach einem so schönen und intensiven Erlebnis wie einer Massage wieder angezogen wird. In diesem Fall spricht alles dafür, dass Sie Ihr Kind einfach in ein warmes Tuch wickeln und in Ihren Armen ein wenig ausruhen lassen.

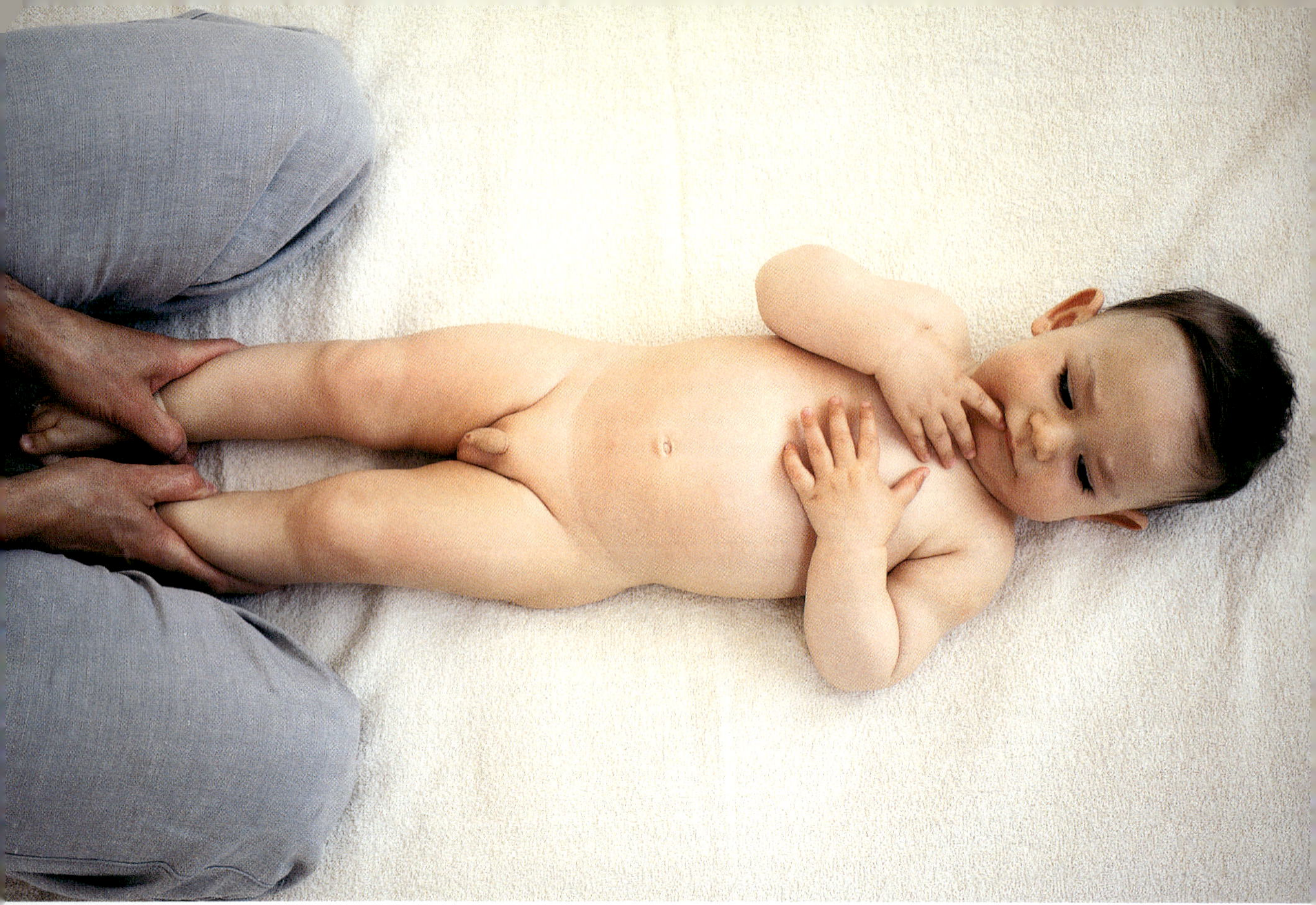
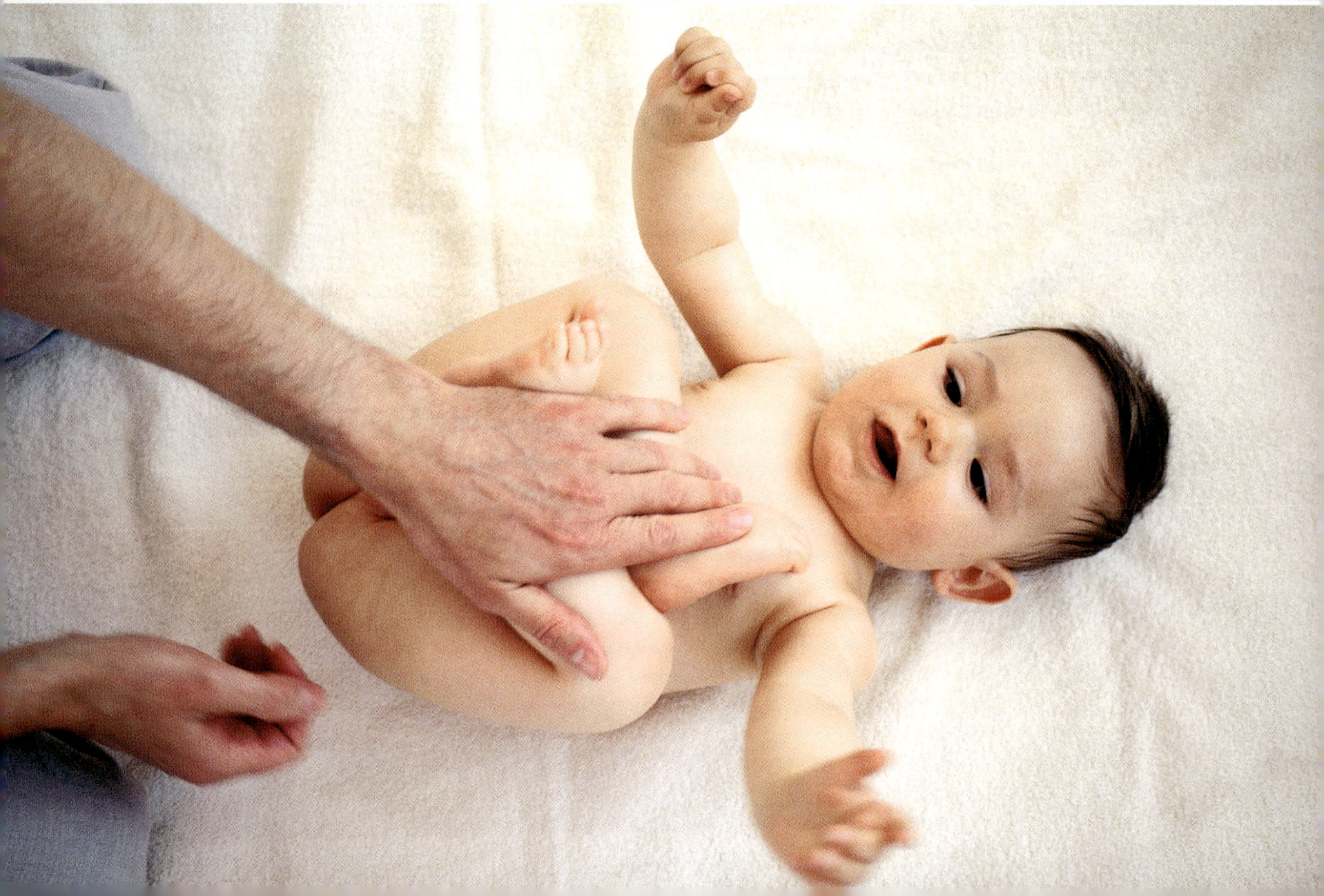

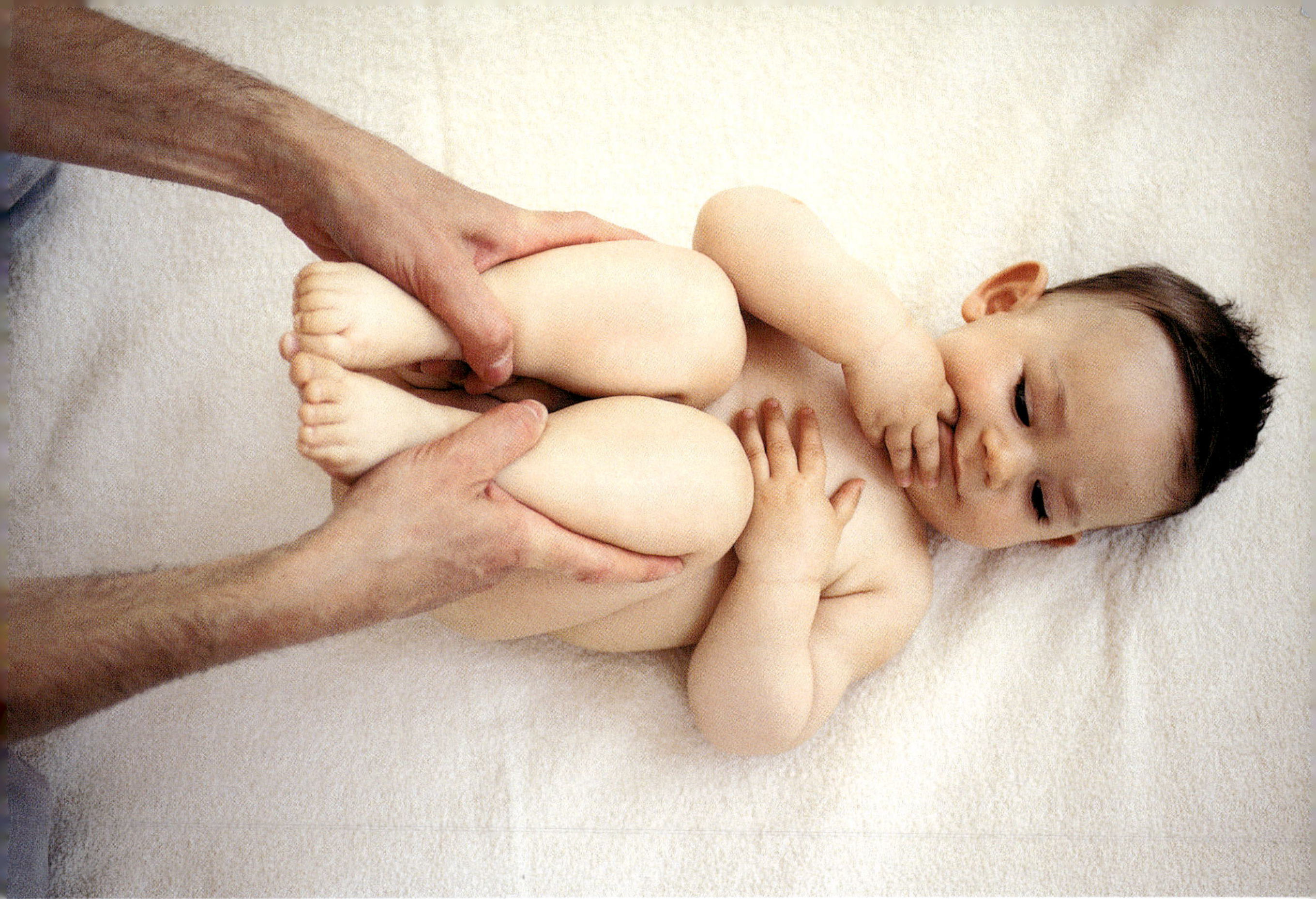
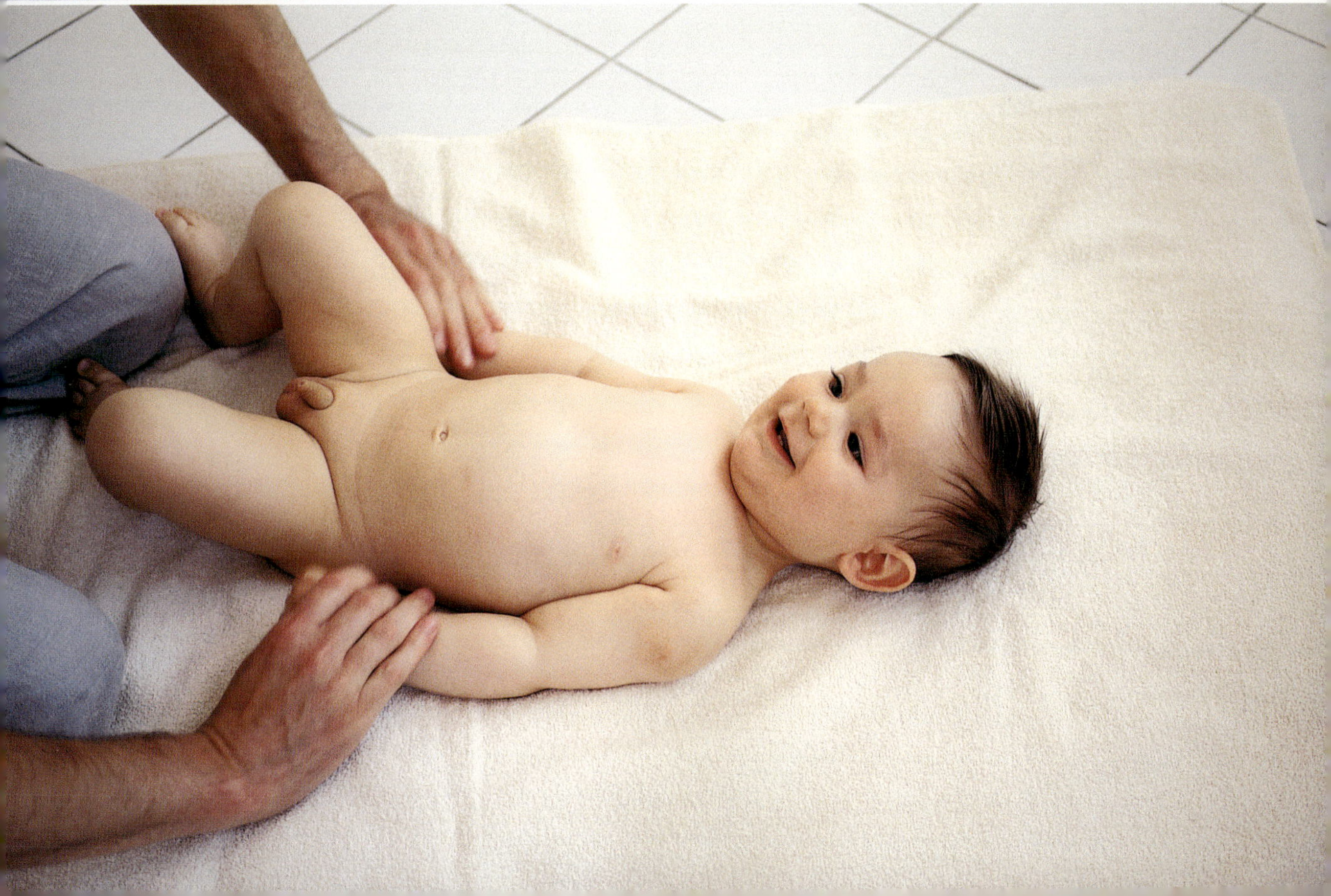

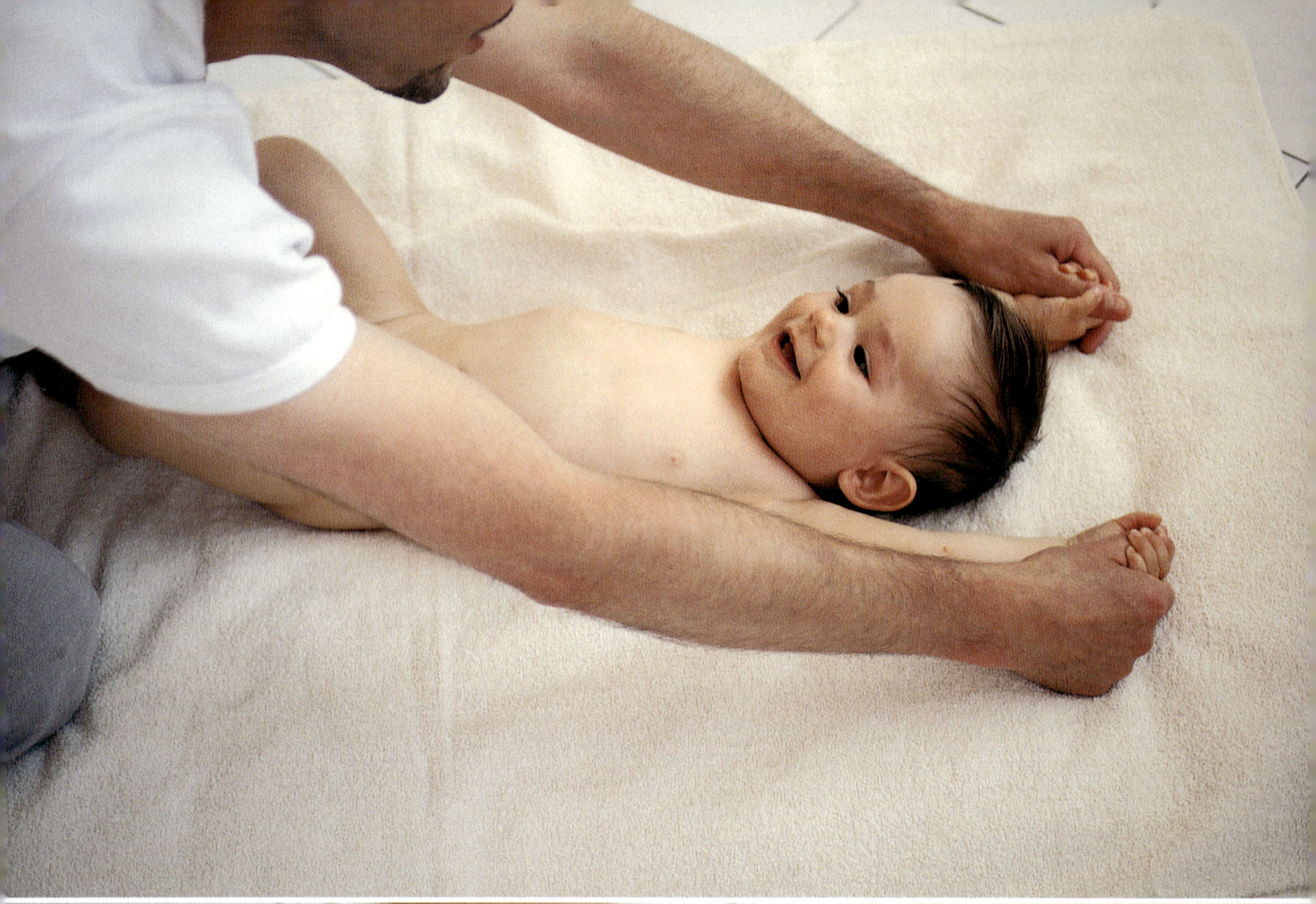

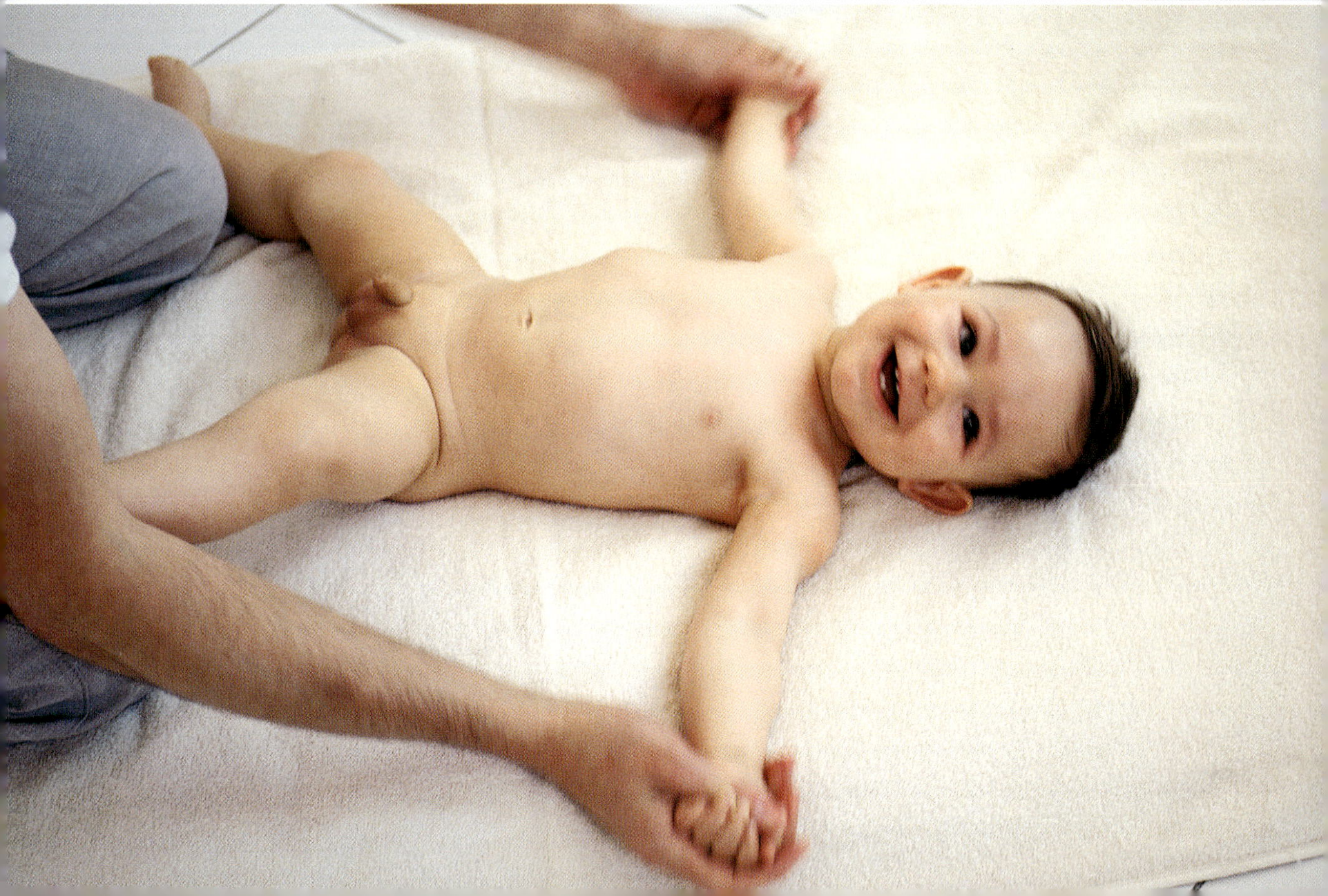

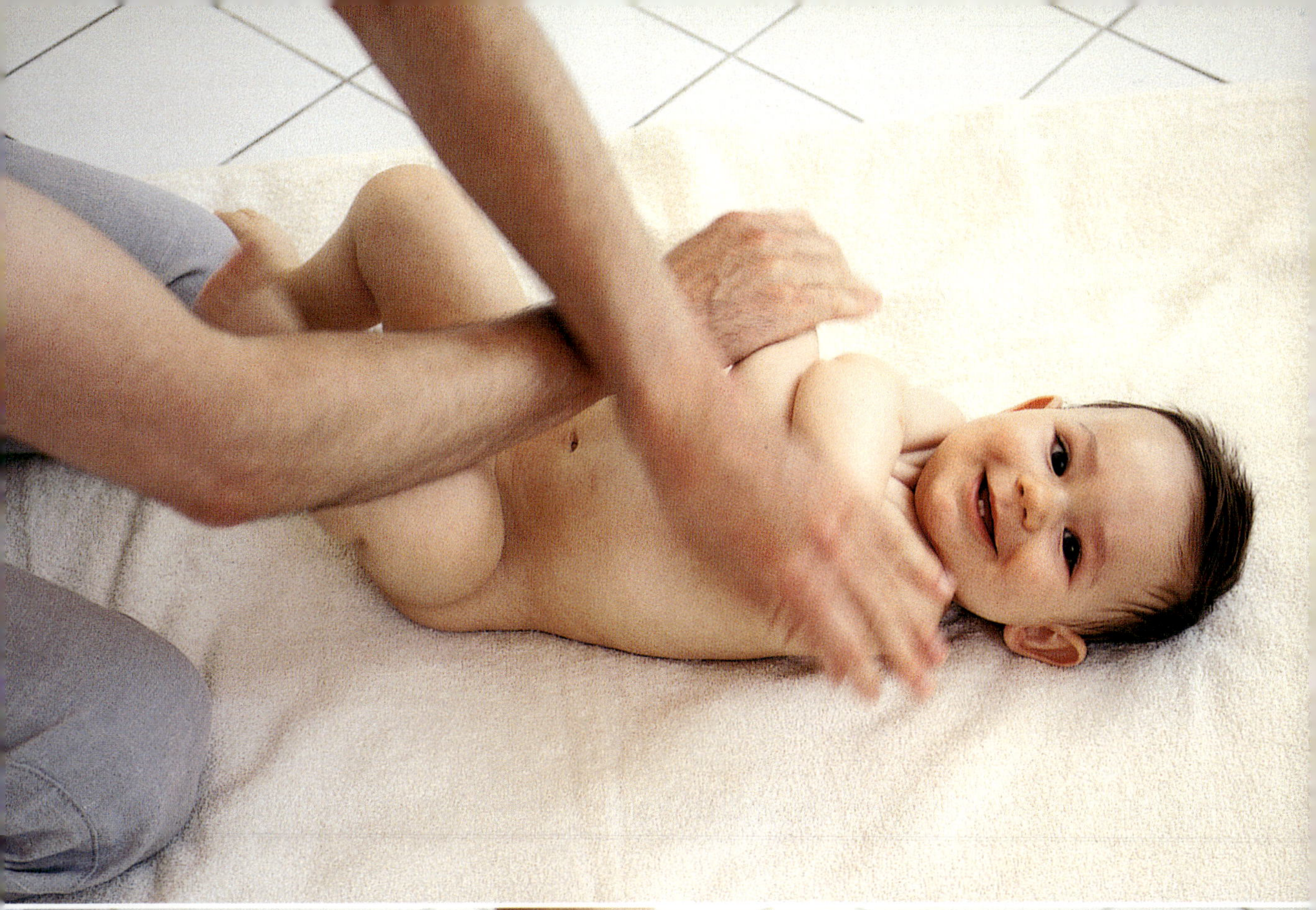

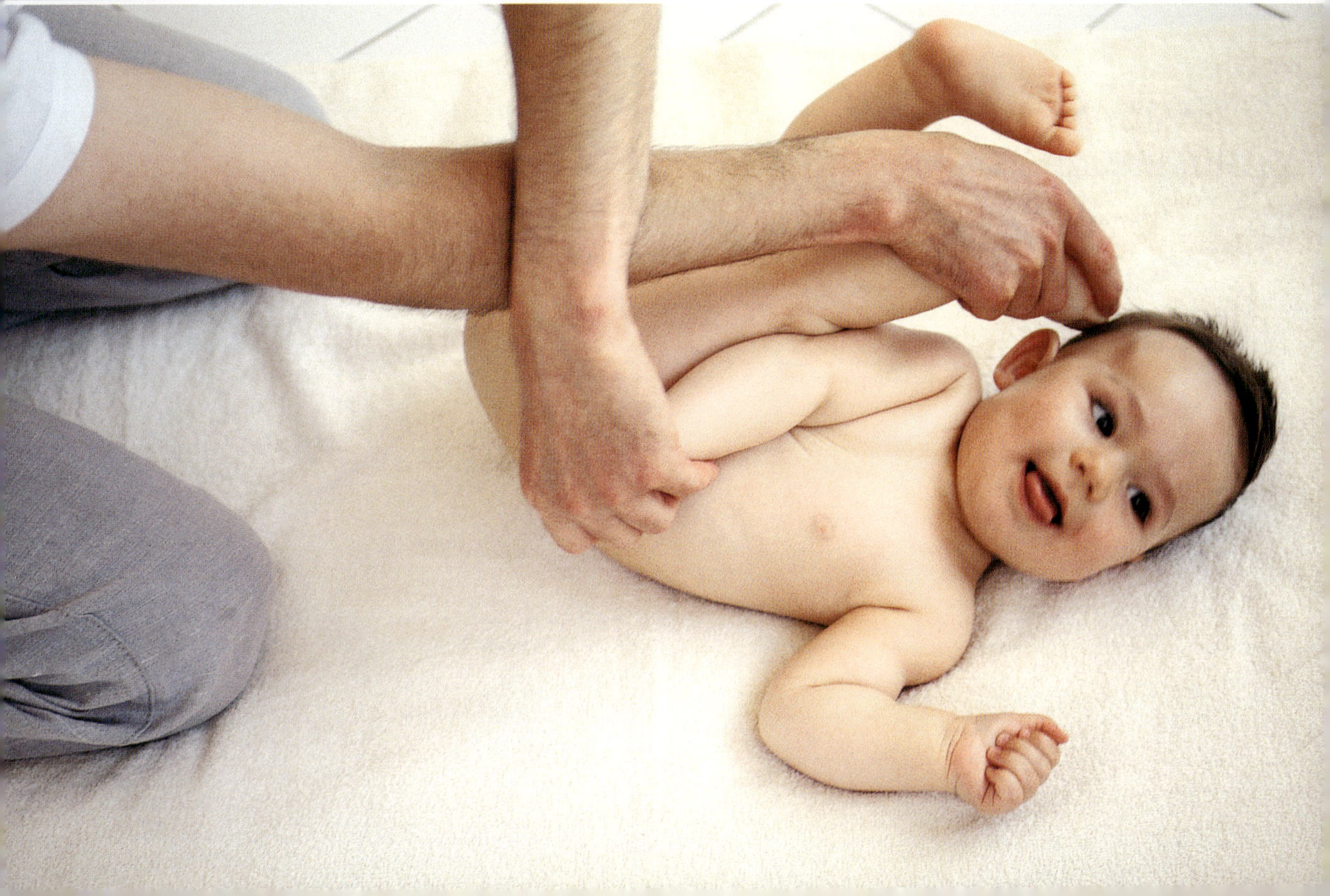

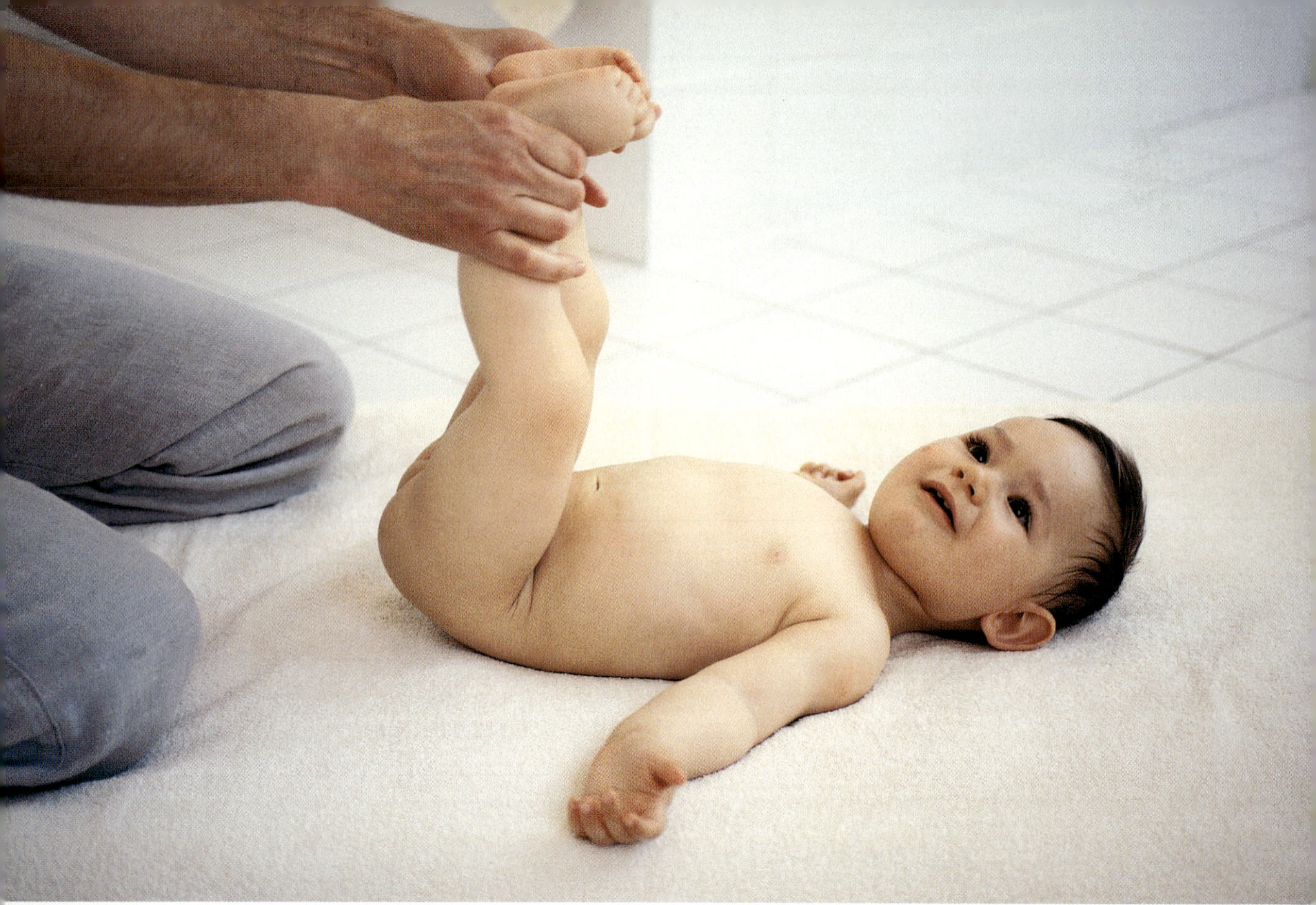

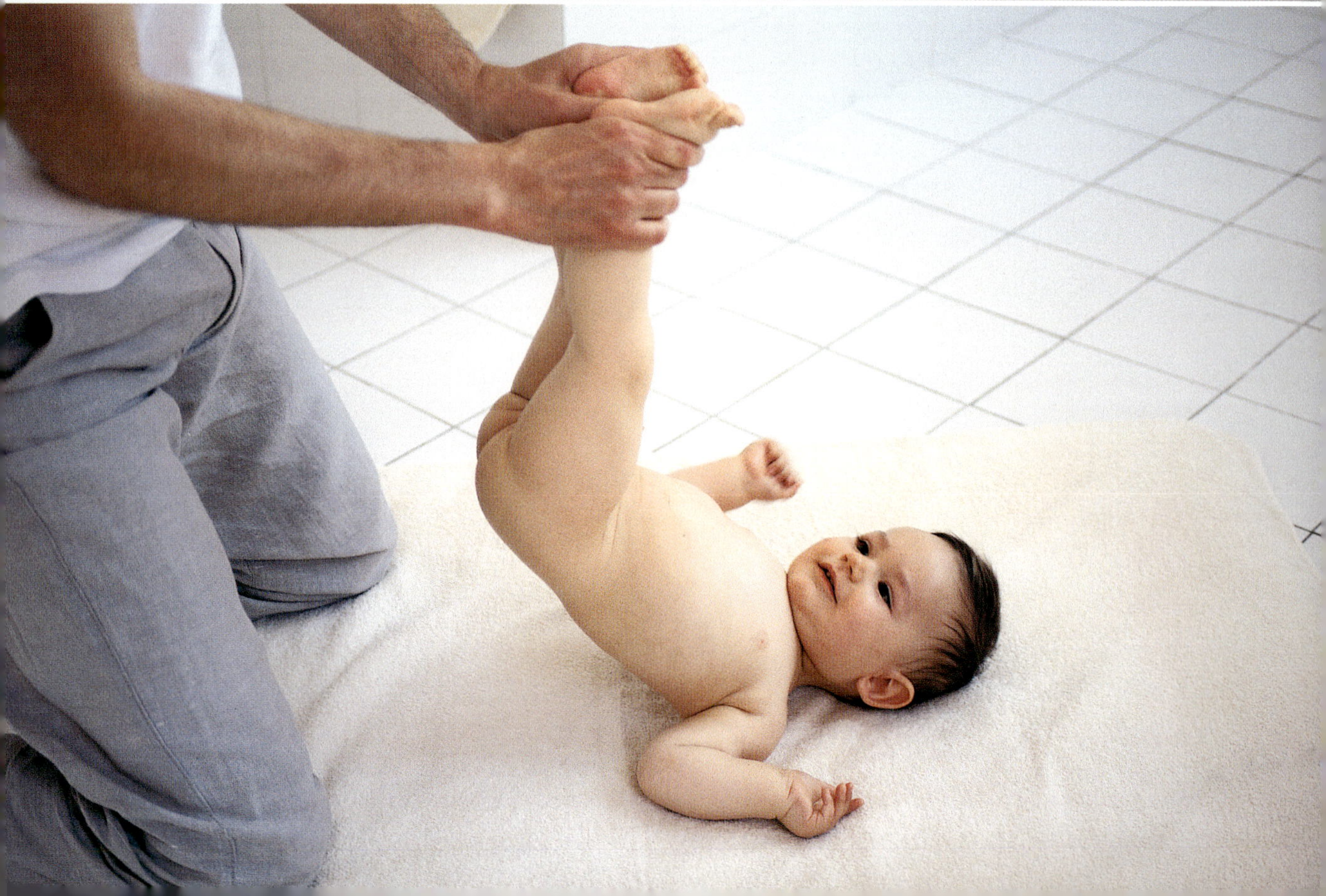

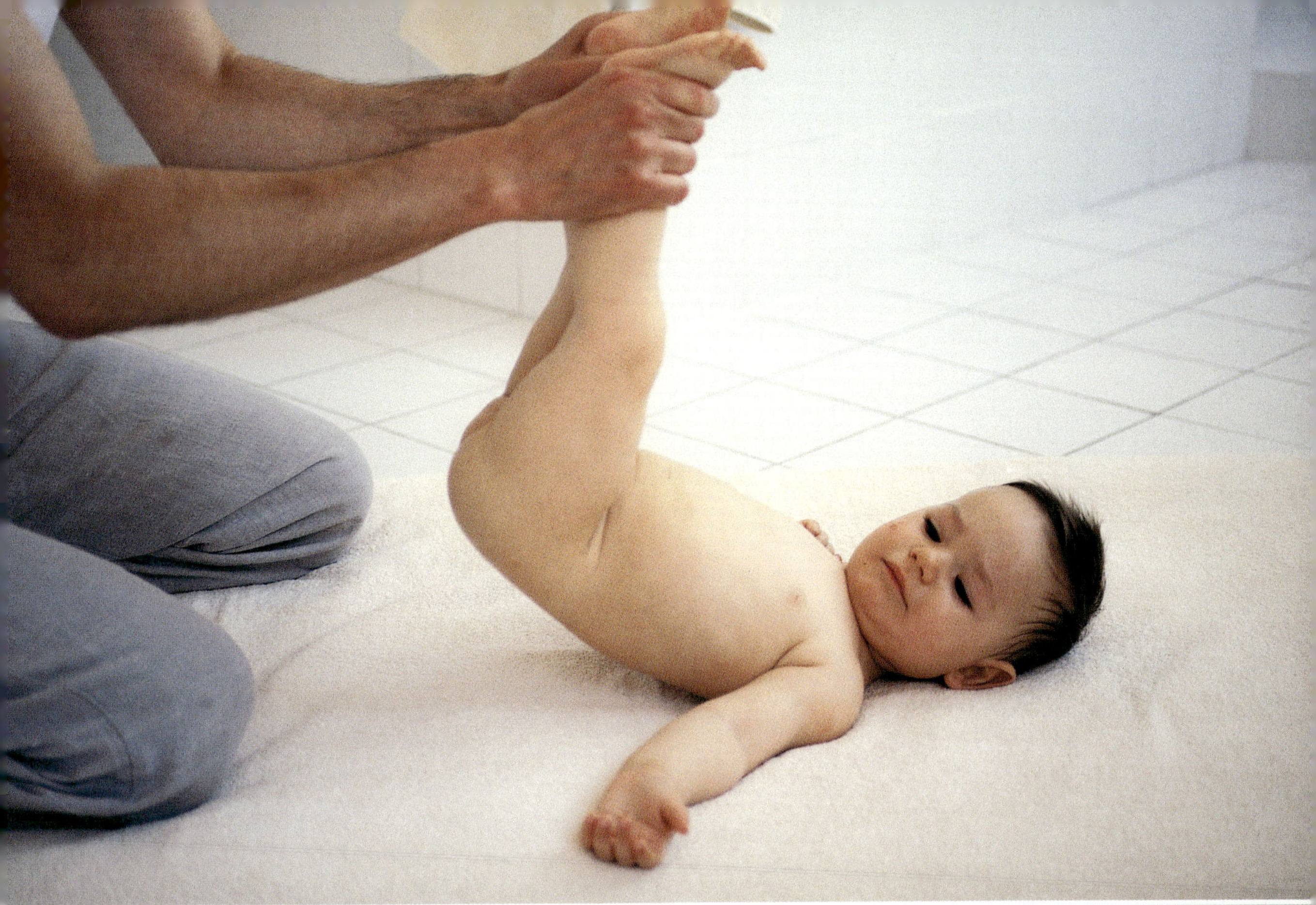

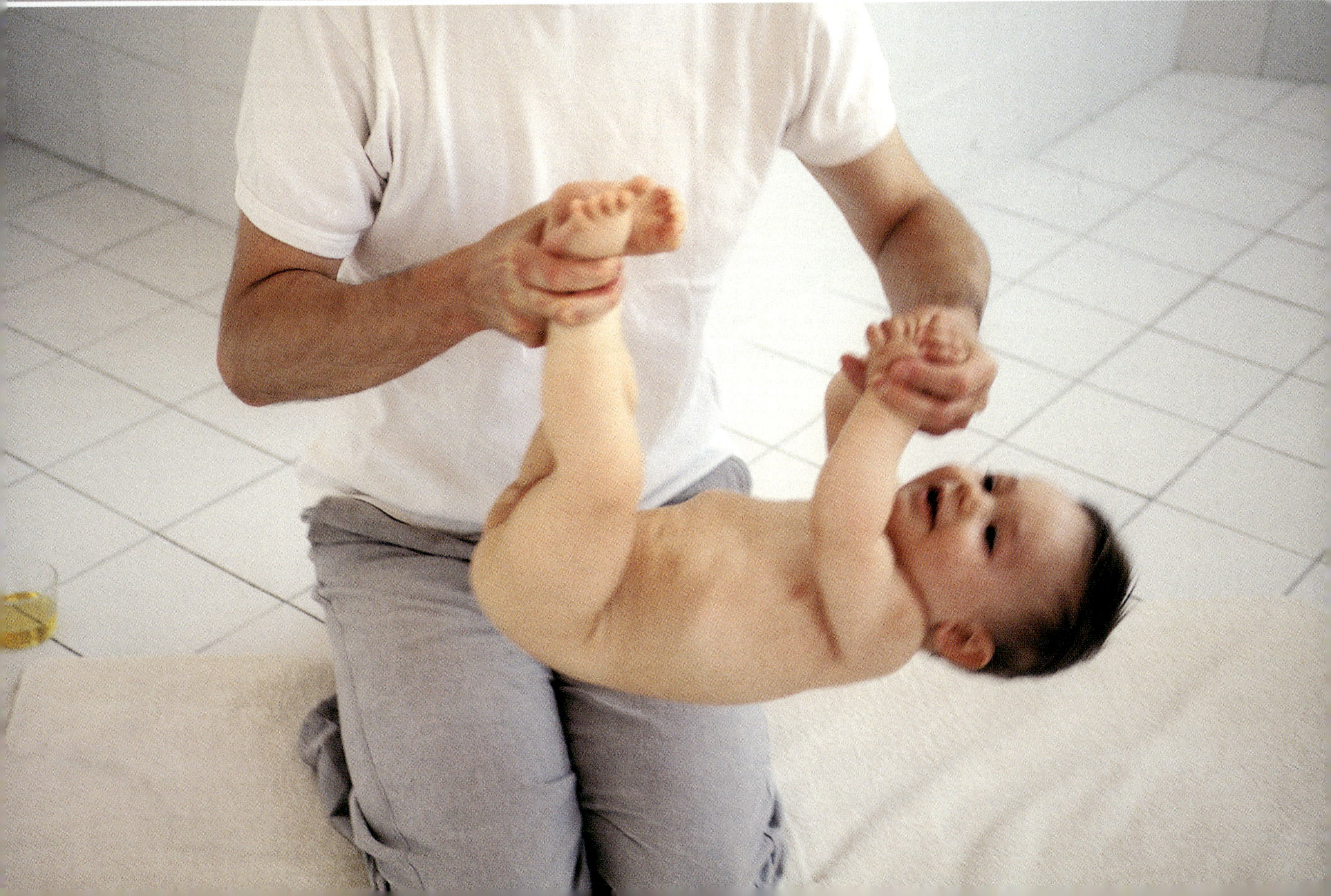

Zum Abschluss

Entspannung pur

Fast ebenso kostbar wie die Massage selbst ist die Zeit danach. Gehen Sie also bewusst mit ihr um. Stellen Sie den Kontakt zu den fünf Elementen her, wie wir es Ihnen im Folgenden vorschlagen. Schenken Sie Ihrem Kind und sich selbst noch einige intensive Augenblicke voller Gefühl, die den krönenden Abschluss dessen bilden werden, was Sie im Verlauf der Massage miteinander erlebt und empfunden haben.

In der Sonne

Lassen Sie den Körper Ihres Babys nach der Massage im Tageslicht „baden", oder, sofern das möglich ist, direkt vom Licht der auf- oder untergehenden Sonne bescheinen. Auf diese Weise kommt der Kontakt mit dem Element Feuer zustande (siehe Seite 22). Dabei können Sie sich im Freien aufhalten oder hinter einem Fenster. Spielen Sie mit Ihrem Baby, indem Sie mit ihm beispielsweise vom Schatten ins Licht wechseln und umgekehrt, ihm reizvolle Reflexe zeigen ...

An der Luft

Wenn Ihr Baby vollkommen nackt ist, atmet es nicht nur über seine Nase und seinen Mund, sondern auch mithilfe aller anderen Körperteile und jeder einzelnen Pore seiner Haut. Somit befindet sich Ihr Kind von Kopf bis Fuß in Kontakt mit dem Element Luft. Zeigen Sie ihm, wie es sich anfühlt, wenn Sie zart auf seine Hand pusten, und lassen Sie es selbst beispielsweise eine Blume anpusten. Bewegen Sie Ihr Baby spielerisch hin und her. Lassen Sie es die Luft auf seinem Körper spüren, einen Windhauch – Zugluft ist allerdings absolut zu vermeiden!

Pasten und Pulver

Jetzt ist der richtige Moment, um Kontakt mit dem Element Erde aufzunehmen. Zu diesem Zweck können Sie den Körper Ihres Babys mit einer selbst hergestellten Paste bestreichen, die Körpertemperatur haben sollte (siehe Seite 64). Verteilen Sie die Paste auf dem Körper, indem Sie Ihnen bereits bekannte Massagegriffe anwenden. Dann waschen Sie Ihr Kind. Die Verwendung von Pulvern, wie zum Beispiel Kichererbsenmehl, birgt die Gefahr, dass die zarte Babyhaut austrocknet.

Ein Wiegenlied

Nachdem sie ihr Baby wieder angezogen haben, schminken die indischen Mütter deren Augen mit Kajal, der sie vor Staub und Sonne schützt. Die Sitzung wird nun mit dem Stillen des Babys beendet, das traditionellem indischem Glauben zufolge anschließend in einen Zustand tiefer Versunkenheit gerät und in die Welt der Träume entschwindet. Der Kontakt zum Element Äther kann durch einen zart-melodischen Gesang der Mutter noch intensiviert werden.

Im Wasser

Wird nach der Massage ein Bad (oder eine Dusche) verabreicht, so beginnt der Körper durch das warme Wasser und den Dampf zu schwitzen. Die meisten Babys empfinden diese Zeit generell als wunderbar entspannend. Unter gesundheitlichem Aspekt hat die Praxis des Schwitzens große Bedeutung, da auf diese Weise Schadstoffe ausgeschieden und Spannungen gelöst werden können. Je nach Jahreszeit sollte das Wasser lauwarm oder warm sein. Prüfen Sie die Temperatur an sich selbst, um sicherzugehen, dass sie Ihr Baby als angenehm empfinden wird.
In Indien bettet die Mutter ihr Baby auf ihre nackten Beine oder auf feine Leintücher, aus denen sie ein kleines Lager bereitet. Sie legt den Kopf des Babys so, dass er leicht erhöht ist, und wäscht es dann, indem sie es vorsichtig komplett mit Wasser übergießt. Die vorab zubereitete Paste fungiert als milde Seife. Erst wenn das Kind gereinigt ist, lässt es die Mutter in einem mit sauberem Wasser gefüllten Behältnis spielen. So kann es also das wohltuende element Wasser pur, ohne die Verunreinigungen der Waschung, genießen.

GEGEN SCHNUPFEN UND BAUCHSCHMERZEN

Bei kleinen Kindern treten sowohl Schnupfen als auch Bauchschmerzen häufig auf. Da in den verschiedenen gesundheitlichen Problemen manchmal nur der Wunsch nach der Nähe und Aufmerksamkeit der Eltern zum Ausdruck kommt, wird Ihrem Kind eine Massage oder einfach nur das Auflegen Ihrer Hände vermutlich helfen und seinem grundsätzlichen Bedürfnis nach Sicherheit entsprechen. Hier einige praktische Ratschläge, um mögliche Beschwerden Ihres Kindes zu lindern:

Bei Erkältungen
Führen Sie eine Brustmassage mit warmem Öl und *ajowan** durch. Massieren Sie die Füße Ihres Babys mit einem ätherischen Öl wie beispielsweise *Eucalyptus radiata* oder *Ravensare*.
Den Bereich der Nase, der Nebenhöhlen und der Stirn massieren Sie mit nur leichtem Druck: Beginnen Sie am Nasenrücken, und setzen Sie dabei Daumen und Zeigefinger ein. Nun massieren Sie die Oberseite der Augenbrauen von innen nach außen. Legen Sie dann je einen Daumen seitlich an die Nasenwurzel, und streichen Sie über Wangenknochen und Nebenhöhlen. Denken Sie daran: Die Bewegung geht immer von innen nach außen, von der Mitte zum Rand.

Bei Bauchschmerzen
Geben Sie in den Bauchnabel Ihres Kindes einen Tropfen Senföl. Legen Sie Ihre rechte Hand auf den Nabel, dann Ihre linke auf Kopf oder Stirn Ihres Babys. Atmen Sie eine Zeit lang ganz ruhig und bewusst. Sollten die Bauchschmerzen anhalten, verwenden Sie eine Mischung aus in Sesamöl aufgeweichten Calendulablüten und Bockshornklee. Reiben Sie in sanft kreisenden Bewegungen im Uhrzeigersinn über den ganzen Bauch.
Und noch eins: Bringen Sie Ihr Baby zum Lachen, indem Sie es ein wenig kitzeln; auf diese Weise wird das Zwerchfell entspannt. Liebkosen Sie es rund um den Nabel; immer im Uhrzeigersinn. Dann legen Sie ein Tuch aus Baumwolle oder Seide auf seinen Bauch und pusten dreimal darauf: Eine sanfte und regenerierende Wärme wird sich in Körper und Geist Ihres Kindes ausbreiten.

Massage für Kinder

Die Babymassage richtet sich an Säuglinge (ab vier bis sechs Wochen) und Kleinkinder. Danach handelt es sich um die Massage von Kindern, die sich vom Grundgedanken her nicht wesentlich unterscheidet. Schon ab dem vierten oder fünften Monat werden Sie Ihre Massage immer wieder an das jeweilige Entwicklungsstadium Ihres Kindes anpassen müssen, weil es dann beginnt, seine Haltung selbst zu verändern und Wünsche auszudrücken. Sobald es in der Lage ist, seine Bedürfnisse mithilfe von Worten zu kommunizieren, wird es Ihnen zu Ihrer großen Freude auch sagen können, wie sehr es die Massage genießt. Denn mit der Massage sind ganz besonders liebevolle Momente verbunden, Momente, die in unserer heutigen Gesellschaft selten geworden sind.

Das Alter Ihres Kindes

Ab dem Alter von etwa sechs Monaten wird sich Ihr Baby umdrehen, die Gegenstände um sich herum packen, und seine Reaktion auf die Massage wird sich verändern. Und wenn es dann erst anfängt zu krabbeln, wird die von Ihnen ursprünglich erlernte Massagetechnik nicht mehr hundertprozentig geeignet sein. Dann werden sich neue Bewegungsabläufe und Massagegriffe – basierend auf der Technik, die Sie mittlerweile verinnerlicht haben – aufgrund Ihrer Anpassungsfähigkeit ganz natürlich entwickeln. Entscheidend dabei ist, dass Sie sich keine Sorgen machen und nicht enttäuscht sind, wenn eine Sitzung nicht so verläuft, wie Sie geplant hatten. Wenn sich Ihr Kind mit 18 Monaten nicht mehr massieren lassen will, obwohl es die Sitzungen früher geliebt hatte, so macht das auch nichts – warten Sie einfach, bis sich der Wunsch danach wieder von selbst einstellt. Lassen Sie sich einfach auch einmal selbst massieren, oder setzen Sie die Massage, falls vorhanden, mit Ihren anderen Kindern fort.

Achten Sie auf seine Reaktionen

Während der Massagen verleihen Kinder manchmal spontan ihren Gefühlen Ausdruck: Lachen, Lust auf eine Liebkosung, Bedürfnis nach Ruhe, auch Wut … All diese Reaktionen sind normal, und es ist wichtig, sie gelassen und liebevoll anzunehmen.

Wenn Ihr Kind schon größer ist

Gibt es eine Altersgrenze, einen Zeitpunkt, ab dem etwas dagegenspricht, ein Kind noch zu massieren? Möglicherweise stellen Sie sich diese Frage. Letztlich erweist sich die Massage in jedem Lebensabschnitt

als eine Wohltat. In Kulturen, in denen Berührungen eine größere und selbstverständlichere Rolle spielen als in unseren Breiten, begleitet die Massage sogar alle großen Momente im Leben – die Geburt, die Hochzeit, entscheidende Veränderungen …
Es gibt nichts, was der Anwendung einer Massage entgegensteht, solange eine Atmosphäre gegenseitigen Vertrauens herrscht und sich die beiden Beteiligten in einer aufrichtigen, gesunden und ausgeglichenen Beziehung zueinander befinden. Drängen Sie sich nicht auf, sondern warten Sie einfach da-rauf, dass der Wunsche nach einer Massage an Sie herangetragen wird. Versuchen Sie zudem, selbst ganz entspannt in die Massagesitzung zu gehen und eigene Probleme währenddessen zu vergessen. Begeben Sie sich nicht in die Position eines „Therapeuten", seien Sie einfach nur jemand, der eine althergebrachte Praxis vermittelt.

Hemmungen oder Schamgefühle

Wenn Sie Hemmungen haben oder es Ihnen peinlich ist, ein größeres Kind zu massieren, verzichten Sie lieber darauf. Derartige Gefühle sind in unserer westlichen Welt, in der Berührungen nicht als Selbstverständlichkeit gelten, keine Ausnahme. Umso wichtiger scheint es, die Massage möglichst früh in den Alltag zu integrieren und die Eltern-Kind-Beziehung durch den engen Kontakt zu Körper und Seele des Babys von Anfang an zu nähren und zu festigen.

WENN DIE KINDER SELBST MASSIEREN

Erwachsene sind oft erstaunt, wenn sie sehen, mit welch großem Vergnügen Kinder massieren – manchmal sogar ziemlich lange und ohne dabei müde zu werden, mit einer Konzentration, einer Berührungsintensität und absolut stimmigen Bewegungen, die erstaunlich sind für jemanden, der noch nichts bewusst über die Massagetechnik gelernt hat. Kinder beziehen ihr „Wissen" vielmehr aus der eigenen Erfahrung, profitieren von ihrer Beobachtungsgabe und Intuition. Diese Tatsache ist zugleich eine wichtige Erkenntnis und Lektion für jene Massageschüler, die glauben, sich alles aufschreiben zu müssen, dabei aber vergessen, genau hinzusehen, offen und aufnahmebereit zu sein.

„Eine Berührung vermag oft mehr zu sagen als tausend Worte."